内分泌疾患の診かた，考えかた

田上哲也 著
国立病院機構京都医療センター診療部長

中外医学社

緒　言

　2012年に中外医学社から「甲状腺疾患の診かた，考えかた」が上梓されました．早いもので，それから6年が経過し，有難くも今回は「内分泌疾患の診かた，考えかた」の執筆依頼をいただきました．言うまでもなく，甲状腺疾患は内分泌疾患に含まれますので，前書と一部重複することになりますが，情報のUpdateを含め，あらためてイチから書き下ろしたいと思います．

　さて，内分泌疾患とは，内分泌臓器そのものの異常だけでなく，様々な要因によって生じた内分泌環境の異常を包括します．平たく言えば，「ホルモン作用の異常に基づく疾患群」です．しかし，ホルモンまたはそれに準ずる因子には数え切れないほどの種類があり，そのすべてを網羅し，言及することはとても無理なので，本書では疾患概念の確立した，例えば診療ガイドライン策定の対象となっているような，代表的で古典的な内分泌疾患の診断と治療について解説したいと思います．また，内分泌疾患の多くは指定難病として医療費補助の対象となっていますので，少なくともそれらの疾患には言及しておきたいと思います．最終的には，本書が，日常診療で比較的遭遇しやすいが，内分泌疾患との診断に至らず（気づかず），その合併症への対症療法にとどまっているような症例の原疾患を見つけ，その根治療法ができるようになるための手引き書になれば，筆者としては望外の喜びです．

　2019年春

　　　　　　　　　　　（独）国立病院機構　京都医療センター　内分泌・代謝内科
　　　　　　　　　　　　　　　　　　　　　　診療部長　田上哲也

目次

総論

1. 生活習慣病と内分泌疾患 2
2. ホルモンの作用と内分泌疾患 2
3. 内分泌疾患の診療 3
4. ライフステージと内分泌疾患 6
5. 内分泌疾患の徴候とヒント 8
6. 血液検査の進め方と読み方 11
7. 画像検査とインシデンタローマ 14
8. 指定難病（成人）と小児慢性特定疾病 14
9. 保険収載の内分泌学的検査 19
10. 先天性と後天性について 24
11. 治療について 24

各論

I. 下垂体疾患 26

I-1. 下垂体前葉 31

A. 下垂体前葉ホルモン過剰症 31
  1. 下垂体前葉機能亢進症 31
B. 下垂体前葉ホルモン欠乏症 36
  1. 下垂体前葉機能低下症 36
C. 下垂体前葉ホルモン抵抗症 41

Ⅰ-2. 下垂体後葉 43
- A. 下垂体後葉ホルモン過剰症 43
  - 1. 下垂体後葉機能亢進症 43
- B. 下垂体後葉ホルモン欠乏症 45
  - 1. 下垂体後葉機能低下症 45
- C. 下垂体後葉ホルモン抵抗症 46
- D. 下垂体腫瘍およびその類縁疾患 46

Ⅱ. 甲状腺疾患 47

- 1. 甲状腺ホルモンの分泌 47
- 2. 甲状腺ホルモンの作用 48
- 3. 甲状腺疾患の診断の進め方 48
- 4. 甲状腺疾患診断のための血液検査 50
- 5. FT3 の測定が必要なとき 52
- 6. SITSH について 53
- 7. その他の血液検査の出番 54
- 8. 甲状腺の画像検査 55
- 9. 甲状腺機能異常症 59
- 10. 薬剤誘発性甲状腺機能異常 59
- A. 甲状腺ホルモン過剰症 60
  - 1. 薬剤誘発性甲状腺中毒症 64
  - 2. 甲状腺機能亢進症（狭義） 65
  - 3. 破壊性甲状腺炎（破壊性甲状腺中毒症） 81
- B. 甲状腺ホルモン欠乏症 85
  - 1. 甲状腺機能低下症 85
  - 2. 先天性甲状腺機能低下症 96
- C. 甲状腺ホルモン抵抗症 99
  - 1. 甲状腺ホルモン不応症（RTHβ） 99
  - 2. 甲状腺ホルモン不応症（RTHα） 103
- D. 甲状腺結節 105

  1．甲状腺腫瘍 …… 105
  2．甲状腺髄様癌 …… 106

Ⅲ．副甲状腺疾患および Ca 代謝性疾患　109

 A．副甲状腺ホルモン過剰症 …… 110
  1．副甲状腺機能亢進症 …… 110
 B．副甲状腺ホルモン欠乏症 …… 115
  1．副甲状腺機能低下症 …… 115
 C．副甲状腺ホルモン抵抗症 …… 115
  1．偽性副甲状腺機能低下症 …… 115
 D．ビタミン D 過剰症 …… 119
  1．ビタミン D 中毒症 …… 119
 E．ビタミン D 欠乏症 …… 119
  1．骨軟化症・くる病 …… 119
 F．ビタミン D 抵抗症 …… 121
 G．FGF23 過剰症 …… 122

Ⅳ．副腎疾患　124

 Ⅳ-1．副腎皮質 …… 126
  A．ミネラルコルチコイド過剰症 …… 126
   1．原発性アルドステロン症 …… 126
   2．偽性アルドステロン症 …… 130
  B．グルココルチコイド過剰症 …… 131
   1．副腎性 Cushing 症候群 …… 131
   2．副腎皮質結節性過形成 …… 132
   3．副腎性サブクリニカル Cushing 症候群 …… 133
  C．ミネラルコルチコイド欠乏症 …… 134
  D．グルココルチコイド欠乏症 …… 134
   1．Addison 病 …… 134
   2．先天性副腎低形成症 …… 137

　　　　3．先天性副腎皮質酵素欠損症 …………………………………… 138
　　E．ミネラルコルチコイド抵抗症 ……………………………………… 141
　　F．グルココルチコイド抵抗症 ………………………………………… 141

Ⅳ-2．副腎髄質 …………………………………………………………… 141
　　A．カテコールアミン過剰症 …………………………………………… 141
　　　　1．褐色細胞腫と傍神経節細胞腫 ………………………………… 141
　　　　2．神経線維腫症 …………………………………………………… 143
　　　　3．フォン ヒッペル・リンドウ（von Hippel-Lindau）病 …… 144
　　B．カテコールアミン欠乏症 …………………………………………… 144
　　C．カテコールアミン抵抗症 …………………………………………… 144

Ⅴ．性腺：テストステロン・エストロゲン　　　　　　　　　 145
　　A．性ホルモン過剰症 …………………………………………………… 145
　　　　1．思春期早発症 …………………………………………………… 145
　　　　2．アンドロゲン過剰症 …………………………………………… 145
　　　　3．エストロゲン過剰症 …………………………………………… 146
　　B．性ホルモン欠乏症 …………………………………………………… 146
　　　　1．アンドロゲン欠乏症 …………………………………………… 146
　　　　2．性腺形成不全 …………………………………………………… 146
　　　　3．性分化疾患 ……………………………………………………… 146
　　C．性ホルモン抵抗症 …………………………………………………… 147
　　　　1．アンドロゲン抵抗症 …………………………………………… 147

Ⅵ．その他の内分泌疾患　　　　　　　　　　　　　　　　　 148
　　　　1．消化管ホルモン産生腫瘍 ……………………………………… 148
　　　　2．高インスリン性低血糖症 ……………………………………… 148
　　　　3．脂肪異栄養症（脂肪萎縮症）………………………………… 148
　　　　4．内分泌疾患を伴う症候群 ……………………………………… 149

巻末資料：内分泌疾患の指定難病（成人）と小児慢性特定疾病 151
内分泌学に関する主な原著論文（責任著者分のみ） 222
あとがき 224
索引 225

▎図表掲載目次 ▎

総論	表1A	ホルモン過剰症　4
	表1B	ホルモン欠乏症　6
	表1C	ホルモン抵抗症　8
	表2	電解質異常と原因ホルモン　10
	表3	上位ホルモン（因子）と下位ホルモン（因子）12
	表4	副腎皮質機能異常症における原因とホルモン値の関係　14
	表5	保険収載されている内分泌検査　20

各論Ⅰ	表1	下垂体の分化　27
	表2	高PRL血症の原因　31
	表3	Cushing病の徴候と続発症　32
	表4	先端巨大症の症状　33
	図1	下垂体前葉ホルモン産生細胞の分布　36
	図2	放射線外照射による各下垂体前葉ホルモン障害の受けやすさ　36
	表5	小児慢性特定疾病における成長ホルモン治療の認定基準　38
	図3	嗅球の無形成・低形成（MRI）40
	表6	胎盤性ホルモンのhCG・hPLについて　41
	図4	血清Naと血中バゾプレシンとの関係　42
	表7	SIADHの原因　43
	表8	バゾプレシン分泌過剰症（SIADH）の治療の手引き　44
	表9	SIADHとCSW　44
	表10	中枢性尿崩症の原因　44
	表11	自己免疫性視床下部下垂体炎の治療の手引き　45

各論Ⅱ	表1	代表的な甲状腺疾患と診断時の検査項目　49
	表2	甲状腺腫と疾患　50
	表3	甲状腺エコー所見による良・悪性腫瘍の特徴　56
	表4	CTやMRが有用な事例　57
	図1	放射性ヨウ素を用いたシンチグラフィ　58
	表5	アミオダロン誘発性甲状腺機能異常症　65

	表6	MMIとPTU　71
	表7	無機ヨウ素の使い方　72
	表8	抗甲状腺薬の副作用　74
	表9	ANCA関連血管炎　75
	表10	特殊なBasedow病の治療　78
	表11	Basedow病と無痛性甲状腺炎の鑑別　82
	表12	β遮断薬の使い方　83
	表13	甲状腺自己抗体陰性の甲状腺機能低下症　90
	表14	甲状腺機能低下症を引き起こす薬剤　97
	表15	新生児マススクリーニング　98
	図2	RTH診断のためのアルゴリズム　100
	表16	TRアイソフォームの機能　101
	表17	RTHαの特徴　104
	表18	多発性内分泌腫瘍2型（MEN2）　107
	表19	MEN2内の頻度と病変の浸透率　107
各論 III	表1	無症候性原発性副甲状腺機能亢進症の手術適応基準　112
	表2	悪性腫瘍に伴う高Ca血症の原因　114
	表3	偽性副甲状腺機能低下症の各種病型および類型疾患の診断基準　116
	表4	偽性副甲状腺機能低下症（PHP）の分類　116
	表5	Ellsworth-Howard試験の方法　118
	表6	線維芽細胞増殖因子23（FGF23）とは　122
各論 IV	表1	副腎腫瘍の画像検査　125
	表2	原発性アルドステロン症の機能確認検査　127
	表3	副腎静脈採血の判定基準　127
	図1A	原発性アルドステロン症のスクリーニングと確定診断　128
	図1B	原発性アルドステロン症の局在診断と治療　129
	表4	ステロイド合成阻害薬　132
	図2	副腎性サブクリニカルCushing症候群診断アルゴリズム　133
	図3	尿中17-OHCSと17-KS　135
	表5	先天性副腎低形成症の原因　138
	図4	副腎におけるステロイドホルモン合成経路　139

総 論

| 総論

1. 生活習慣病と内分泌疾患

　　種々の内分泌疾患には特徴的な徴候を表すものもありますが，大抵は不定愁訴として片付けられるような症状と，他の生活習慣病と同様の合併症，例えば，高血圧症，糖尿病，脂質異常症，骨粗鬆症などといった続発症を併せ持っていることが少なくありません．そのため，愁訴や合併症（正確には続発症）に対しての対症療法にとどまっている場合があります．このように漫然と（失礼！）実は続発症の治療をしている症例の中から，効率よく内分泌疾患を見つけ出し，根治療法ができるようになるヒントをいくつか紹介したいと思います．もちろん，生活習慣病が先で，二次的に内分泌異常をきたす場合もありますし，生活習慣病の治療薬が種々のホルモン異常を引き起こすこともあります．各論では，それらの鑑別方法にも言及します．

2. ホルモンの作用と内分泌疾患

　　ホルモンは，「体内でつくられ，血液中に流れて，細胞や器官の活動を調節する，ごく微量な生理的化学物質」と定義され，①水溶性で結合蛋白を持たないペプチドホルモン（ほとんどのホルモンはこれ．受容体は細胞膜にある），②脂溶性で主にグロブリンに結合しているステロイドホルモン（副腎皮質・性腺・胎盤などで産生され，核内受容体に結合），③アミノ酸（チロシン）から酵素反応により生成されるアミン・アミノ酸〔副腎髄質・神経細胞で産生される水溶性で結合蛋白をもたないカテコールアミン（受容体は細胞膜にある）〕と，グロブリンやアルブミンに結合している甲状腺ホルモン（核内受容体に結合）に大別されますが，その種類は 100 以上あるとも言われています．さて，内分泌疾患は，「ホルモン作用の異常に基づく疾患」と言い換えることができると述べました．ホルモン作用の異常とは，作用が「亢進」しているか，「低下」しているかということです．作用亢進は，過敏状態による場合もごく稀にはありますが，ほとんどは血中ホルモンの「過剰」が原因です．一方，作用低下は，血中ホルモンの減少によるだけでなく，ホルモン抵抗性によっても引き起こされます．抵抗性とは，ホルモンが十分あるにもかかわらず何らかの理由でそれが効かない状

態を指します．例えば，メタボリックシンドロームでは内臓脂肪の蓄積によるインスリン抵抗性が根本にあり，その結果として2型糖尿病を引き起こします．逆に言えば，糖尿病は高血糖がその基本表現型ですが，その主たる原因はインスリンという，ほぼ唯一と言っていい血糖値降下作用を持つホルモンの作用不足に基づいていて，1型糖尿病は膵ラ氏島からのインスリン分泌の低下すなわち「欠乏」が，2型糖尿病（の初期）はインスリンに対する「抵抗」性が病態の主役です．一方，インスリン分泌の亢進「過剰」は低血糖を引き起こします（例えばインスリノーマ）．このように，ホルモン作用の異常は，分泌過剰か，分泌が足りない状態（分泌不全），あるいは分泌は保たれているが効かない状態（作用不全）に分けられます．この考え方に基づいて内分泌疾患をまとめたのが 表1A ～ 表1C です．

3. 内分泌疾患の診療

内分泌疾患の診療では，まず症状（愁訴）の「組み合わせ」に注目します．一見関連のないような，いわゆる不定愁訴と言ってもいいような症状を同時に訴えている場合．例えば，ご婦人の暑がりで疲れやすいなどでしたら，思わず更年期障害じゃないのと言ってしまいそうですが，さらに動悸と震えが聞き出せたらどうでしょう．前者は循環器疾患が考えられ，後者は神経疾患も疑われますが，Basedow病なら全ての症状の説明が一度につきます．易疲労性に口渇・多飲・多尿と腰痛が加われば糖尿病と骨粗鬆症による腰椎圧迫骨折を続発したCushing症候群かもしれません．また，愁訴に至らない生活習慣病の組み合わせ，例えば，高血圧症，糖尿病，脂質異常症，骨粗鬆症はBasedow病やCushing症候群で引き起こされます．あるいは，単独であっても若年性や重症，さらに治療抵抗性の生活習慣病．それが高血圧症なら原発性アルドステロン症や褐色細胞腫．それが心房細動ならBasedow病かもしれません．甲状腺中毒症（機能亢進症）での心房細動の合併率は高く（5～15％），特に高齢者では甲状腺腫や眼球突出などのBasedow病の特異症状に乏しいことが多いので，高齢者で心房細動や心不全をみたときはまず甲状腺機能検査を行うクセをつけましょう．

表1A　ホルモン過剰症

臓器		ホルモン	過剰症
下垂体	下垂体前葉	ACTH	・Cushing 病 ・異所性 ACTH 産生腫瘍
		GH	・先端巨大症（下垂体性巨人症）
		PRL	・プロラクチノーマ
		TSH	・TSH 産生腫瘍
		LH・FSH	・ゴナドトロピン産生腫瘍
	下垂体後葉	ADH（AVP）	・抗利尿ホルモン不適切分泌症候群（SIADH）
甲状腺	甲状腺	T4 T3	原発性甲状腺機能亢進症として ・Basedow 病 ・Plummer 病（機能性結節） 破壊性甲状腺炎として ・無痛性甲状腺炎 ・亜急性甲状腺炎
副甲状腺他	副甲状腺	PTH	・原発性副甲状腺機能亢進症
	腫瘍性	PTHrp	・悪性腫瘍に伴う高 Ca 血症
	外因性	ビタミン D	・ビタミン D 中毒症
副腎	副腎皮質	コルチゾール	・副腎性 Cushing 症候群
		アルドステロン	・原発性アルドステロン症
		アンドロゲン	・副腎皮質癌
	副腎髄質	カテコールアミン	・褐色細胞腫・傍神経節細胞腫

症候	続発症
Cushing 徴候，月経異常，痤瘡	高血圧，耐糖能異常，骨粗鬆症，脂質異常症，うつ，肥満
小児：高身長 成人：手足の容積増大，先端巨大症様顔貌，巨大舌	高血圧，耐糖能異常，脂質異常症，睡眠時無呼吸症候群
小児：思春期遅発・進行停止 男性：女性化乳房，性欲低下・勃起障害 女性：乳汁分泌，月経異常・無月経	骨粗鬆症
甲状腺中毒症状，甲状腺腫	不整脈・心房細動
男児：精巣・陰茎増大，早発陰毛，変声，骨年齢促進，面皰増加 女児：乳房腫大，早発陰毛，早発月経，骨年齢促進，面皰増加	
倦怠感，食欲低下，意識障害（低 Na 血症）	
代謝亢進症状：暑がり，微熱，発汗過多，体重減少，食欲亢進，筋力低下，脱毛 交感神経刺激症状：動悸・息切れ，振戦，易疲労，神経過敏，便通促進・下痢，月経異常	高血圧（収縮期），心房細動，高血糖（食後），骨粗鬆症
尿路結石，病的骨折，易疲労，倦怠感，食欲不振，便秘，口渇・多飲・多尿，集中力・思考力低下，意識障害，嘔気・嘔吐，膵炎，消化管潰瘍	高血圧，骨粗鬆症
口渇・多飲・多尿，頭痛，易疲労・倦怠感・脱力，食欲不振・便秘・嘔気・嘔吐，集中力・思考力低下，傾眠・意識障害，昏睡	
易疲労，倦怠感，食欲不振，便秘，口渇・多飲・多尿，集中力・思考力低下，頭痛，筋力低下，嘔気・嘔吐	
Cushing 徴候，月経異常，痤瘡	高血圧，耐糖能異常，骨粗鬆症，脂質異常症，うつ
高血圧，低 K 血症（筋力低下，四肢麻痺，口渇・多飲・多尿）	高血圧
女性：男性化徴候（無月経，多毛，声の低下）	
頭痛，高血圧（発作型，持続型），発汗過多，代謝亢進（体重減少），高血糖，便秘，動悸，不整脈	高血圧，高血糖，脂質異常症

総論

表1B　ホルモン欠乏症

臓器		ホルモン	欠乏症	
下垂体	下垂体前葉	ACTH	●ACTH 単独欠損症	リンパ球性下垂体炎などによる ●汎下垂体（前葉）機能低下症
		GH	●GH 単独欠損症（低身長症）	
		PRL	●PRL 単独欠損症	
		TSH	●TSH 単独欠損症	
		LH・FSH	●ゴナドトロピン単独欠損症	
	下垂体後葉	ADH（AVP）	リンパ球性下垂体炎などによる ●中枢性尿崩症	
甲状腺	甲状腺	T4・T3	原発性甲状腺機能低下症として ●慢性甲状腺炎（橋本病） ●先天性甲状腺機能低下症	
副甲状腺他	副甲状腺	PTH	●副甲状腺機能低下症	
	外因性	ビタミン D	●ビタミン D 欠乏症	
副腎	副腎皮質	コルチゾール	●副腎皮質機能低下症	
		アルドステロン	●副腎皮質機能低下症	
		アンドロゲン	●副腎皮質機能低下症	
	副腎髄質	カテコールアミン		

4. ライフステージと内分泌疾患

　内分泌疾患では「人生における時期」に対する考慮も必要です．例えば，出産後の不調は内分泌疾患かもしれません．出産前後で母体の免疫状態は大きく変化します．胎児は半分異物であるため妊娠中は母体の免疫反応が抑えられており，産後はそれが一気に解除されます．また，妊娠中に増加

症候	続発症
倦怠感，食欲低下，意識障害（低血糖，低 Na 血症），体重減少，悪心・嘔吐，発熱，腹痛，精神症状	うつ状態（低 Na 血症）
小児：成長障害（低身長），低血糖 成人：易疲労，無気力，性欲低下，体組成異常，代謝異常	脂質異常症，脂肪肝，骨量減少
産褥期の乳汁分泌低下	
寒がり，活動性低下，皮膚乾燥，徐脈，便秘	高血圧（拡張期），高コレステロール血症
二次性徴欠如・進行停止，月経異常，性欲低下，不妊，Kallmann 症候群では無嗅症・低嗅症	骨粗鬆症
口渇・多飲（特に冷水）・多尿（尿量＞3 L/m^2/日），高張性脱水による発熱，痙攣，意識障害 乳幼児：夜尿，体重増加不良，発熱	
小児：低身長，発達障害 成人：徐脈，寒がり，発汗減少，皮膚乾燥，嗜眠，記憶力低下，無気力，体重増加，食欲低下，便秘，倦怠感・易疲労，息切れ，筋力低下，脱毛，嗄声，知覚異常，難聴	高血圧（拡張期），高コレステロール血症，肥満
低 Ca 血症（全身痙攣，てんかん，テタニー発作，感覚異常），高 P 血症	
小児：骨の変形・成長障害，歩行障害（くる病） 成人：骨痛・筋力低下，胸郭，大腿骨，膝関節，脊椎の変形・骨折	骨軟化症
易疲労・倦怠感，筋力低下，意識障害（低血糖），体重減少，食欲低下，悪心・嘔吐・下痢，腹痛，精神症状（無気力・不安・うつ），皮膚色素沈着 低血圧，低 Na 血症，高 K 血症（倦怠・脱力感，筋力低下・四肢麻痺），脱水，代謝性アシドーシス 女性：腋毛・陰毛の脱落	若年性高血圧（先天性副腎過形成のうち 17α 水酸化酵素欠損症と 11β 水酸化酵素欠損症）

していた女性ホルモンというステロイドホルモンの量も，出産と同時に激減します．そのため，出産後には免疫学的リバウンドとステロイドの離脱現象が同時に起こります．したがって，妊娠中に落ち着いていた Basedow 病は再燃，新たな自己免疫異常として出産後甲状腺炎による甲状腺中毒症や甲状腺機能低下症，リンパ球性下垂体炎による下垂体機能低下症などが

表 1C　ホルモン抵抗症

臓器		ホルモン	抵抗症
下垂体	下垂体前葉	ACTH	● ACTH 不応症
		GH	● GH 不応症
		PRL	
		TSH	● TSH 不応症
		LH FSH	● LH 不応症 ● FSH 不応症
	下垂体後葉	ADH（AVP）	● 腎性尿崩症
甲状腺	甲状腺	T4・T3	● 甲状腺ホルモン不応症
副甲状腺他	副甲状腺	PTH	● 偽性副甲状腺機能低下症
	外因性	ビタミン D	● ビタミン D 抵抗症
副腎	副腎皮質	コルチゾール	● グルココルチコイド抵抗症
		アルドステロン	● 偽性低アルドステロン症
		アンドロゲン	
	副腎髄質	カテコールアミン	

惹起されます．さらに，出産時の大量出血により引き起こされるSheehan症候群は下垂体機能低下症をもたらします．「産後の肥立ちが悪い」として片付けられていた症状が，実は内分泌疾患に基づくものかもしれないということです．産後のうつ傾向や母乳の出が悪いときは，一度は甲状腺機能や副腎皮質機能，プロラクチンの検査をしてみる必要があるでしょう．

5. 内分泌疾患の徴候とヒント

以上のような訴えをもとに，内分泌疾患特有の徴候がないかをあらためてチェックしてみます．特に，内分泌疾患には特徴的な顔貌を示すものがあります．先端巨大症のアクロメガリー顔貌やCushing症候群の満月様顔

症候	続発症
新生児：嘔吐，哺乳不良，体重増加不良，痙攣，新生児黄疸 乳幼児：痙攣・意識障害（低血糖），皮膚色素沈着，高身長 成人：嘔吐，脱水，意識障害，ショック	
低身長（SGA），肥満，思春期遅発，骨端線閉鎖遅延，小さい性腺，皮膚非薄化，高い声，除脂肪体重減少，骨密度低下	骨量減少
高 TSH 血症	
原発性/続発性無月経，不妊	骨粗鬆症
新生児：発熱，痙攣，高 Na 血症 幼児〜成人：多飲・多尿	
甲状腺機能低下症状，動悸，甲状腺腫	
低 Ca 血症（テタニー，痙攣），高 P 血症，Albright 骨異栄養症（AHO）の合併	肥満
くる病，筋力低下，テタニー，痙攣，低 P 血症，高 ALP 血症，高 PTH 血症	骨軟化症
低レニン性高血圧，低 K 血症，女性の男性化徴候（痤瘡，月経異常）	高血圧
発育不全，哺乳力低下，体重増加不良，不機嫌，嘔吐・脱水によるショック，低 Na 血症，高 K 血症，代謝性アシドーシス，尿中 Na 排泄増加	

貌，Basedow 病の眼球突出（突出までいかなくても眼瞼後退によるギョロ目），甲状腺機能低下症（粘液水腫）の眼瞼浮腫，偽性副甲状腺機能低下症の円形顔貌などです．また，顔貌以外の徴候，すなわち，診察により判明する特徴的な身体所見があります．甲状腺腫，中心性肥満・赤色皮膚線条（Cushing 症候群），皮膚色素沈着（Addison 病，Basedow 病）などです．

一般血液検査異常（こちらも特にその組み合わせ）にもヒントが隠れていることがあります．例えば，甲状腺機能低下症での高コレステロール血症は有名ですが，血清クレアチンキナーゼ（CK）も上昇します．したがって，高コレステロール血症と高 CK 血症の組み合わせは甲状腺機能低下症を示唆します．逆に，甲状腺中毒症（機能亢進症）ではどちらも低下します．

表2 電解質異常と原因ホルモン

	疾患（稀な疾患は除く）	ホルモン	その他
高Na血症	尿崩症	ADH・血漿浸透圧・尿浸透圧	
	原発性アルドステロン症	レニン・アルドステロン	
	Cushing症候群	ACTH・コルチゾール	
低Na血症	SIADH	ADH・血漿浸透圧・尿浸透圧	尿中Na排泄
	下垂体前葉機能低下症		
	ACTH単独欠損症	ACTH・コルチゾール	
	Addison病	レニン・アルドステロン	
	甲状腺機能低下症	TSH・FT4	
高K血症	下垂体前葉機能低下症		尿中K排泄・血液ガス分析
	ACTH単独欠損症	ACTH・コルチゾール	
	Addison病	レニン・アルドステロン	
低K血症	原発性アルドステロン症	レニン・アルドステロン	
	Cushing症候群	ACTH・コルチゾール	
高Ca血症	甲状腺機能亢進症	TSH・FT4	尿中Ca排泄
	原発性副甲状腺機能亢進症		
低Ca血症	特発性副甲状腺機能低下症	P・iPTH（wPTH）・25(OH)D	
	偽性副甲状腺機能低下症		

低い方の異常値は無視（または見逃）しがちですが，不定愁訴で受診した患者にこれらの所見をみたときは甲状腺機能検査を行ってみましょう．低コレステロール＋低CKを見逃さないということです．他にも，低Ca血症と高P血症やその逆の組み合わせ，低Na血症と高K血症やその逆の組み合わせ，白血球増多と好酸球減少の組み合わせ，低コレステロール血症と高アルカリホスファターゼ（ALP）血症などなど…（診断は各論で）．ホルモン異常は種々の電解質異常を引き起こします．いうまでもなく電解質異常は様々な疾患や病態で引き起こされますが，明らかなミネラルの過剰摂取（サプリメントなど）や摂取不足（摂食障害や消化器疾患など），排泄不良（腎疾患など）や過剰排泄（下痢，嘔吐など）がない場合には，ホル

モン異常による電解質異常も考えてみましょう 表2.

6. 血液検査の進め方と読み方

　さて，愁訴，合併症（正確には続発症），徴候（特徴的な身体所見），一般血液検査異常などから内分泌疾患を疑ったら，異常が予想される血中ホルモン濃度を測定するのが次のステップです．その際，測定項目の選択やその結果の解釈をする上で，いくつか考慮すべき点があります．すなわち，①ホルモンには大なり小なり日内変動（リズム）や周期性があること，②食事や運動，さらにストレスの影響を受けやすいこと，③全てのホルモンは下流の因子によってフィードバック調節を受けていることの3点です．ホルモン基礎値の測定は原則として早朝空腹時安静後採血が理想ですが，日常診療での実行は簡単ではありません．そこで，とりあえず測ってみます．その際に大切なことは，目的のホルモンとその上位または下位のホルモンを，セットで測定するということです 表3. そうすると，比較的変動幅の大きいホルモン（生理的・日内変動，食事性・労作性変動など）でも大体の方向性がわかります．つまり，どちらも同じ方向に変化していたら，その変化は上位のホルモンが主導権を握っていることがわかりますし，逆に，反対の方向を向いていれば，主導権は下位ホルモンにあり，フィードバック機構も正常に働いていて，それらの変化が意味のあるものであることがわかります．さらに，それを確認（確実に）するために，負荷試験（機能確認検査）を行います．すなわち，種々のホルモンや薬剤を用い，いわば押したり引いたりして，その変化（異常）が確かなものであるかどうかを見極めます．

　例えば，コルチゾールが少し高かったとします．まず，その採血時間を考慮に入れなければなりません．生理的に朝は高く，午後は低い，つまり，採血時刻が昼近くになっていれば，通常の基準範囲に斟酌が必要です．ただし，これはコルチゾールが低かった場合への配慮です（高い時に考えるのはストレスの影響ですが，この場合はACTHも高値となります）．次に，同時に測定したACTHが低ければ，コルチゾールの自律性分泌が疑われます．ネガティブフィードバックがかかっているということです．したがっ

総論

表3 上位ホルモン（因子）と下位ホルモン（因子）

臓器		ホルモン	おもな作用	分泌刺激	分泌抑制
下垂体	下垂体前葉	ACTH	副腎皮質ホルモン（コルチゾールと副腎アンドロゲン：DHEA，DHEA-S）の合成・分泌	CRH ADH	コルチゾール
		GH	骨伸長とIGF1の合成・分泌（筋肉量増加，糖新生促進，脂肪分解促進）	GHRH	ソマトスタチン
		PRL	乳腺発育，乳汁産生・分泌	TRH	ドパミン
		TSH	甲状腺ホルモンの合成・分泌，甲状腺細胞増殖	TRH	T4・T3 コルチゾール
		LH・FSH	性ホルモンの合成・分泌	GnRH	性ホルモン
	下垂体後葉	ADH（AVP）	腎尿細管での水の再吸収，血管収縮・血圧上昇，尿浸透圧上昇	血漿浸透圧（血清Na）上昇 循環血漿量減少・血圧低下	血漿浸透圧（血清Na）低下
		オキシトシン	分娩時の子宮筋収縮，授乳期の射乳	分娩時の子宮口伸展 乳頭刺激	
甲状腺	甲状腺	T4・T3	成長促進と基礎代謝の促進	TSH	ヨウ素
		カルシトニン	血中Caの低下（骨吸収促進，腎尿細管でのCaの再吸収）	Ca ガストリン	
副甲状腺他	副甲状腺	PTH	血中Ca上昇（骨吸収促進，腎尿細管でのCaの再吸収），血中Pの低下	Mg，P 低Ca血症	活性型ビタミンD3 高Ca血症
	腫瘍性	PTHrp	血中Ca上昇（骨吸収促進，腎尿細管でのCa再吸収），血中Pの低下		
	外因性	ビタミンD	血中Ca上昇（骨形成促進，小腸でのCa・P吸収促進，腎臓尿細管でのCa再吸収，副甲状腺でのPTH分泌抑制）		
副腎	副腎皮質	コルチゾール	血糖上昇・Kの尿中排泄・好酸球減少	ACTH	
		アルドステロン	血圧上昇・Kの尿中排泄	レニン ACTH K	
		アンドロゲン	女性での男性ホルモン作用	ACTH	
	副腎髄質	カテコールアミン	交感神経刺激（心臓，糖・脂質代謝）・血圧上昇	グルカゴン	

て，コルチゾールが正常でACTHだけ低い場合も，その可能性があります（潜在性副腎皮質機能亢進症）．この時，ACTHによって調節されるDHEA-Sも低ければ，普段から（慢性的に）ACTHが抑制されていると考えます．逆に，ACTHが高ければ，ACTHの過剰分泌による高コルチゾール血症（ACTH依存性Cushing症候群≅Cushing病）か，あるいは，先に述べたように単に採血前または採血時（痛みなど）のストレスによって，一時的に刺激された（生理的な）結果なのかもしれません．また，末梢血中の好酸球分画が減少していたり，TSHが抑制されていたら，持続する副腎皮質機能亢進の傍証となります．言い換えれば，潜在性甲状腺機能異常では副腎機能異常も考慮します．潜在性甲状腺機能異常とはFT4が正常でTSHだけ基準値外の場合をいいます．グルココルチコイドなどのステロイドはTSH値に影響し，Cushing症候群や医原性グルココルチコイド過剰ではTSHが抑制され，逆にAddison病やACTH単独欠損症などの副腎皮質機能低下症ではTSHは高値となります．特に後者では，潜在性甲状腺機能低下症としてレボチロキシン（チラーヂン® S）を投与すると副腎不全（クリーゼ）を引き起こすおそれがあるので要注意です．話がそれましたが，コルチゾールやACTHの（腫瘍などによる）自律性分泌を証明するために，デキサメタゾン抑制試験を行います．外因性ステロイド（デキサメタゾン）の投与によって，本来なら内因性副腎皮質ホルモン（コルチゾール）は生理的に抑制されるはずですが，腫瘍性に分泌されていたら（副腎性でも下垂体性でも異所性でも）抑制されないという理屈です．逆に，外因性のホルモン様物質（薬剤など）によって過剰症状が出ている場合は，血中の内因性ホルモンは，（当該ホルモンも上位ホルモンもともに）抑制されていて低値となります．

　一方，ホルモン抵抗性の場合は，該当する血中ホルモンは高値，症状は欠乏症（代償されていればほぼ正常）となります．ホルモンはその標的細胞の受容体によって感知され，その作用を発揮しますが，受容体やその後の伝達経路に異常があると，ホルモンが十分にあるにもかかわらず，効果がしっかり伝わらないという事態が生じます．多くの場合，その上位ホルモンが同じ受容体を介してフィードバックを受けているため，受容体自体

やその後の伝達経路の異常によってホルモン抵抗性が生じているなら，上位ホルモンは抑制されません（○○ホルモン不適切分泌症候群といいます）．以上をまとめると表4のようになります．

表4 副腎皮質機能異常症における原因とホルモン値の関係

症状	原因	ACTH	コルチゾール
過剰	中枢性	高値	高値
	原発性	低値	高値
	外因性	低値	低値
欠乏	中枢性	低値	低値
	原発性	高値	低値
	抵抗性	高値	高値

7. 画像検査とインシデンタローマ

そのようにして障害臓器が推定されたら，次にその臓器の画像検査へと進みます．最近は，他の目的で撮像したCTやMRIで，偶然内分泌臓器に腫瘍が見つかるという場合が少なくありません（偶発腫瘍といいます）．その場合は，その腫瘍が悪性かどうかだけではなく，機能性（ホルモン産生腫瘍）かどうかの鑑別のために機能確認検査を行います．一般内科医なら，この時点で内分泌専門医へ紹介することになろうかと思われますが，本書では，内分泌専門医取得を目指す医師も対象に，各論では機能確認検査から，さらには治療方法まで解説します．

8. 指定難病（成人）と小児慢性特定疾病

内分泌疾患の多くは，医療費助成の対象疾患として指定されています．以下に，内分泌疾患の小児慢性特定疾病および成人指定難病のリストを示します．

難病情報センター

内分泌系疾患

告示番号　指定難病名

72	下垂体性 ADH 分泌異常症
73	下垂体性 TSH 分泌亢進症
74	下垂体性 PRL 分泌亢進症
75	クッシング病
76	下垂体性ゴナドトロピン分泌亢進症
77	下垂体性成長ホルモン分泌亢進症
78	下垂体前葉機能低下症
80	甲状腺ホルモン不応症
81	先天性副腎皮質酵素欠損症
82	先天性副腎低形成症
83	アジソン病
20	副腎白質ジストロフィ
235	副甲状腺機能低下症
236	偽性副甲状腺機能低下症
237	副腎皮質刺激ホルモン不応症
239	ビタミン D 依存性くる病/骨軟化症

小児慢性特定疾病

1. 下垂体機能低下症
    1. 先天性下垂体機能低下症
    2. 後天性下垂体機能低下症
2. 下垂体性巨人症
    3. 下垂体性巨人症
3. 先端巨大症
    4. 先端巨大症
4. 成長ホルモン分泌不全性低身長症
    5. 成長ホルモン（GH）分泌不全性低身長症（脳の器質的原因によるものに限る）
    6. 成長ホルモン（GH）分泌不全性低身長症（脳の器質的原因によるものを除く）
5. 成長ホルモン不応性症候群
    7. インスリン様成長因子 1（IGF-1）不応症

8. 成長ホルモン不応性症候群〔インスリン様成長因子1（IGF-1）不応症を除く〕

6. 高プロラクチン血症
    9. 高プロラクチン血症
7. 抗利尿ホルモン（ADH）不適切分泌症候群
    10. 抗利尿ホルモン（ADH）不適切分泌症候群
8. 尿崩症
    11. 中枢性尿崩症
    12. 口渇中枢障害を伴う高ナトリウム血症（本態性高ナトリウム血症）
    13. 腎性尿崩症
9. 中枢性塩喪失症候群
    14. 中枢性塩喪失症候群
10. 甲状腺機能亢進症
    15. バセドウ（Basedow）病
    16. 甲状腺機能亢進症〔バセドウ（Basedow）病を除く〕
11. 甲状腺機能低下症
    17. 異所性甲状腺
    18. 無甲状腺症
    19. 甲状腺刺激ホルモン（TSH）分泌低下症（先天性に限る）
    20. 17から19までに掲げるもののほか，先天性甲状腺機能低下症
    21. 橋本病
    22. 萎縮性甲状腺炎
    23. 21および22に掲げるもののほか，後天性甲状腺機能低下症
12. 甲状腺ホルモン不応症
    24. 甲状腺ホルモン不応症
13. 腺腫様甲状腺腫
    25. 腺腫様甲状腺腫
14. 副甲状腺機能亢進症
    26. 副甲状腺機能亢進症
15. 副甲状腺機能低下症
    27. 副甲状腺欠損症
    28. 副甲状腺機能低下症（副甲状腺欠損症を除く）
16. 自己免疫性多内分泌腺症候群
    29. 自己免疫性多内分泌腺症候群1型
    30. 自己免疫性多内分泌腺症候群2型

17. 偽性副甲状腺機能低下症
    31. 偽性偽性副甲状腺機能低下症
    32. 偽性副甲状腺機能低下症（偽性偽性副甲状腺機能低下症を除く）
18. クッシング（Cushing）症候群
    33. クッシング（Cushing）病
    34. 異所性副腎皮質刺激ホルモン（ACTH）産生症候群
    35. 副腎腺腫
    36. 副腎皮質結節性過形成
    37. 33から36までに掲げるもののほか，クッシング（Cushing）症候群
19. 慢性副腎皮質機能低下症
    38. 副腎皮質刺激ホルモン（ACTH）単独欠損症
    39. 副腎皮質刺激ホルモン（ACTH）不応症
    40. 先天性副腎低形成症
    41. グルココルチコイド抵抗症
    42. 38から41までに掲げるもののほか，慢性副腎皮質機能低下症〔アジソン（Addison）病を含む〕
20. アルドステロン症
    43. アルドステロン症
21. 見かけの鉱質コルチコイド過剰症候群（AME症候群）
    44. 見かけの鉱質コルチコイド過剰症候群（AME症候群）
22. リドル（Liddle）症候群
    45. リドル（Liddle）症候群
23. 低アルドステロン症
    46. 低レニン性低アルドステロン症
    47. アルドステロン合成酵素欠損症
    48. 46および47に掲げるもののほか，低アルドステロン症
24. 偽性低アルドステロン症
    49. 偽性低アルドステロン症
25. 先天性副腎過形成症
    50. リポイド副腎過形成症
    51. 3β-ヒドロキシステロイド脱水素酵素欠損症
    52. 11β-水酸化酵素欠損症
    53. 17α-水酸化酵素欠損症
    54. 21-水酸化酵素欠損症
    55. P450酸化還元酵素欠損症

56. 50 から 55 までに掲げるもののほか，先天性副腎過形成症
26. 思春期早発症
    57. ゴナドトロピン依存性思春期早発症
    58. ゴナドトロピン非依存性思春期早発症
27. エストロゲン過剰症（思春期早発症を除く）
    59. エストロゲン過剰症（ゴナドトロピン依存性思春期早発症およびゴナドトロピン非依存性思春期早発症を除く）
28. アンドロゲン過剰症（思春期早発症を除く）
    60. アンドロゲン過剰症（ゴナドトロピン依存性思春期早発症およびゴナドトロピン非依存性思春期早発症を除く）
29. 低ゴナドトロピン性性腺機能低下症
    61. カルマン（Kallmann）症候群
    62. 低ゴナドトロピン性性腺機能低下症〔カルマン（Kallmann）症候群を除く〕
30. 高ゴナドトロピン性性腺機能低下症
    63. 精巣形成不全
    64. 卵巣形成不全
    65. 63 および 64 に掲げるもののほか，高ゴナドトロピン性性腺機能低下症
31. 性分化疾患
    66. 卵精巣性性分化疾患
    67. 混合性性腺異形成症
    68. 5α-還元酵素欠損症
    69. 17β-ヒドロキシステロイド脱水素酵素欠損症
    70. アンドロゲン不応症
    71. 68 から 70 までに掲げるもののほか，46,XY 性分化疾患
    72. 46,XX 性分化疾患
32. 消化管ホルモン産生腫瘍
    73. VIP 産生腫瘍
    74. ガストリノーマ
    75. カルチノイド症候群
33. グルカゴノーマ
    76. グルカゴノーマ
34. 高インスリン血症性低血糖症
    77. インスリノーマ
    78. 先天性高インスリン血症

79. 77 および 78 に掲げるもののほか，高インスリン血性低血糖症
35. ビタミン D 依存性くる病
　　80. ビタミン D 依存性くる病
36. ビタミン D 抵抗性骨軟化症
　　81. ビタミン D 抵抗性骨軟化症
37. 原発性低リン血症性くる病
　　82. 原発性低リン血症性くる病
38. 脂肪異栄養症（脂肪萎縮症）
　　83. 脂肪異栄養症（脂肪萎縮症）
39. 多発性内分泌腫瘍
　　84. 多発性内分泌腫瘍 1 型〔ウェルマー（Wermer）症候群〕
　　85. 多発性内分泌腫瘍 2 型〔シップル（Sipple）症候群〕
　　86. 84 および 85 に掲げるもののほか，多発性内分泌腫瘍
40. 多嚢胞性卵巣症候群
　　87. 多嚢胞性卵巣症候群
41. 内分泌疾患を伴うその他の症候群
　　88. ターナー（Turner）症候群
　　89. プラダー・ウィリ（Prader-Willi）症候群
　　90. マッキューン・オルブライト（McCune-Albright）症候群
　　91. ヌーナン（Noonan）症候群
　　92. バルデー・ビードル（Bardet-Biedl）症候群
悪性新生物
　　59. 副腎皮質癌
　　60. 甲状腺癌
　　64. 褐色細胞腫

9. 保険収載の内分泌学的検査

　また，別の観点から，保険収載されている内分泌学的検査は，表5 のようになります．

　これらの検査項目を組み合わせて，上記の多くの内分泌疾患を診断していきます．必要に応じて，これらを指標にした種々の負荷試験を行います．そして，画像検査を加えるのは，他の疾患と同様です．

表5 保険収載されている内分泌検査

臓器	ホルモン	点数	結合タンパク	点数
下垂体	成長ホルモン（GH）	114		
	黄体形成ホルモン（LH）	114		
	卵胞刺激ホルモン（FSH）	114		
	副腎皮質刺激ホルモン（ACTH）	200		
	甲状腺刺激ホルモン（TSH）	107		
	プロラクチン（PRL）	98		
	バゾプレシン（AVP・ADH）（抗利尿ホルモン）	235		
	ソマトメジン-C（IGF-Ⅰ）	224	インスリン様成長因子結合蛋白3型（IGFBP-3)	280
甲状腺	総サイロキシン（T4）	111	サイロキシン結合グロブリン（TBG）	340
			サイロキシン結合能（TBC）	130
	トリヨードサイロニン（T3）	105		
	遊離サイロキシン（FT4）	130		
	遊離トリヨードサイロニン（FT3）	130		
副甲状腺	副甲状腺ホルモン whole（whole PTH）・intact（PTH-intact）	175		
	25-OH ビタミン D（Total）	400		
	1α,25(OH)-2 ビタミン D	388		
	サイクリック AMP（c-AMP）〈血漿〉・〈尿〉	175		

自己抗体	点数	分子マーカー	点数
サイロイドテスト（抗サイログロブリン抗体）	137	サイログロブリン（Tg）	140
抗サイログロブリン抗体（Tg-Ab）	37	カルシトニン（CT）	141
マイクロゾームテスト（抗マイクロゾーム抗体）	144		
抗甲状腺ペルオキシダーゼ抗体（TPO-Ab）	37		
TSH レセプター抗体定量（TRAb 定量）	146		
TSH 刺激性レセプター抗体（TSAb）（甲状腺刺激抗体）	232		
		副甲状腺ホルモン関連蛋白 intact（PTHrP-intact）	194
		オステオカルシン（BGP）〈血清〉	165
		骨型アルカリホスファターゼ（BAP）	161
		total P1NP（Ⅰ型プロコラーゲン-N-プロペプチド）	170
		Ⅰ型コラーゲン架橋 N-テロペプチド（NTx）〈血清〉・〈尿〉	156
		TRACP-5b	156
		デオキシピリジノリン（Dpyr）〈尿〉	191
		低カルボキシル化オステオカルシン（ucOC）	162

表5 保険収載されている内分泌検査（つづき）

臓器	ホルモン	点数	結合タンパク	点数
副腎髄質・交感神経・中枢神経	カテコールアミン3分画〈血漿〉・〈尿〉	175		
	遊離カテコールアミン3分画	175		
	メタネフリン2分画	227		
	バニリルマンデル酸（VMA）〈尿〉・〈クレアチニン補正〉	90		
	ホモバニリン酸（HVA）〈尿〉・〈クレアチニン補正〉	69		
	5-ハイドロキシインドール酢酸（5-HIAA）〈尿〉・〈クレアチニン補正〉	95		
腎・副腎皮質	エリスロポエチン（EPO）	209		
	血漿レニン活性（PRA）	100		
	レニン濃度（PRC）	111		
	アルドステロン〈血漿〉・〈尿〉	128		
	アンジオテンシンⅠ転換酵素（ACE）	148		
	コルチゾール	130		
	遊離コルチゾール（非抱合型コルチゾール）	130		
	17-ケトジェニックステロイド・総（17-KGS）	200		
	17-ケトジェニックステロイド分画（17-KGS分画）	220		
	17-ケトステロイド分画（17-KS分画）3分画・7分画	213		
性腺	テストステロン	128		
	遊離テストステロン	166		
	エストラジオール（E2）	182		
	プレグナンジオール（P2）	213		
	プレグナントリオール（P3）	240		
	プロジェステロン（P4）	155		
胎盤	ヒト絨毛性ゴナドトロピン（HCG）〈血清〉・〈尿〉	142		
	ヒト胎盤性ラクトジェン（HPL）	140		
膵・消化管	インスリン（IRI）	109	インスリン抗体	110
	C-ペプタイド（CPR）〈血清〉・〈尿〉	114	抗GAD抗体	134
	ガストリン	107	抗IA-2抗体	213
	膵グルカゴン（IRG）	150		
心臓	ヒト心房性Na利尿ペプチド（hANP）	227		
	脳性Na利尿ペプチド（BNP）	136		
	ヒト脳性ナトリウム利尿ペプチド前駆体N端フラグメント（NT-proBNP）	140		

自己抗体	点数	分子マーカー	点数

10. 先天性と後天性について

　先天性の原因の多くは遺伝性です．ただし，先天性でも大人になってから発症することがあります．逆に，後天性の原因の多くは腫瘍や自己免疫疾患ですが，後天性でも生後間もなく発症することがあります．例えば，新生児Basedow病は母親からのTSH受容体抗体により，出生時には発症・罹患しています．

11. 治療について

　過剰症の治療には，①手術療法：腫瘍を取り除いたり，大きくなったものを小さくする．②放射線療法：手術で取りきれなかったものに照射したり，放射性感受性の高いものでは最初から照射する．内照射と外照射がある．③薬物療法：アンタゴニストを使用する，方法があります．低下症では不足しているホルモンを補います．補充療法には内服，注射，吸入，貼付などの方法があります．抵抗症では抵抗性を凌ぐ量のホルモンを投与します．つまり，多めの補充療法です．

各 論

I. 下垂体疾患

　下垂体は，脳が下方に突出して形成される神経部（後葉）と口蓋上皮に由来する腺性部（前葉）に分けられます．下垂体前葉から分泌されるホルモンとして，LH, FSH, TSH, PRL, GH, ACTH の6種類が，後葉から分泌されるホルモンとして ADH が血中で測定可能です．下垂体前葉におけるホルモン産生細胞の発生過程を考えると，複合前葉ホルモン欠損症の組み合わせを理解しやすくなります．iPS 細胞の研究によって組織分化の成り立ちは広く知られるようになりましたが，幹細胞から分化細胞への変化には，それぞれに特有の転写因子が関与しています．下垂体前葉は Rathke 嚢〔ラトケは人名（ドイツ人の Martin Rathke）由来なのでアルファベット表記にしました（以下同様）〕遺残腔辺縁上皮細胞から発生しますが，その下垂体原基細胞は転写因子の Ptx1 や NeuroD1 によって糖蛋白 αサブユニット（αGSU）産生細胞となります．そして，PROP1, Pit1 は TSH/PRL/GH 系列の細胞，GATA2, SH1 はゴナドトロピン産生細胞，NeuroD1 は ACTH 産生細胞の分化に関与します 表1．したがって，遺伝子異常による下垂体前葉ホルモン欠損症の場合には，例えば，Tpit 欠損症では ATCH が単独で欠損しますが，Pit1 欠損症では TSH/PRL/GH が，その上流の PROP1 欠損症では TSH/PRL/GH に加えて LH/FSH（時に ACTH）が欠損します．その他，視床下部遺伝子である KAL1 異常症（Kallmann 症候群）は LH/FSH 欠損による先天性性腺機能低下症を引き起こします．逆に，腫瘍化による機能亢進症では，通常は単独ホルモンの過剰分泌ですが，TSH/PRL/GH は同時産生の場合があります．下垂体疾患では，まず臨床診断ともいうべき機能診断が下されますが，機能亢進症の原因の多くは下垂体腺腫によります．

　一方，後天性下垂体機能低下症の原因としては，下垂体や茎部の障害，視床下部の障害が考えられます．腫瘍（下垂体腫瘍，頭蓋咽頭腫，胚細胞

表1 下垂体の分化

転写因子による分化促進						前葉ホルモン産生細胞	前葉ホルモン
Ptx1・NeuroD1	GATA2	→ →	SH1	→	DAX1・SF1	性腺刺激ホルモン（ゴナドトロピン）産生細胞	LH・FSH
	PROP1	→	→ →	↘ ↗	↗ ↘		
		→	Pit1 (POU1F1)	→	Foxn4	→ 甲状腺刺激ホルモン産生細胞	TSH
				→	ER	→ プロラクチン産生細胞	PRL
				→	GHRH	→ 成長ホルモン産生細胞	GH
		→		→		↘	
	NeuroD1			→	Tpit	→ 副腎皮質刺激ホルモン産生細胞	ACTH

腫瘍など）や炎症（肉芽腫性疾患としてサルコイドーシス，ランゲルハンス組織球症，IgG4関連疾患など，自己免疫性炎症性疾患としてリンパ球性下垂体炎など），外傷や手術による場合は障害部位が複数の領域にまたがることも少なくありません．このように，機能低下症の原因には様々な疾患があり，それを突き止めるために，画像診断〜病理診断が行われます．

視床下部・下垂体腫瘍（または占拠性病変）の画像による鑑別のポイントをお話しします．下垂体はMRIのT1強調（単純＋ガドリニウム［Gd］造影）とT2強調（単純）の，coronal（冠状），sagital（矢状），および，大きなものはaxial（体軸）断面で評価しましょう．造影剤で造影される（T1強調造影画像で）正常下垂体前葉がどちらに圧排されているかで，占拠性病変が下垂体腺腫（正常下垂体は上方に圧排）か，頭蓋咽頭腫（下垂体茎から発生）や胚腫（正常下垂体は下部に圧排）か，あるいはRathke嚢胞（正常下垂体は前方に圧排）かの参考になります．また，単純に言えば，Rathke嚢胞は単嚢胞性，頭蓋咽頭腫は多嚢胞性（CTで石灰化が見える），胚腫は充実性です．下垂体腺腫はミクロ腺腫（1 cm未満）ではT1

強調ではホモジニアス（均質）で淡い低信号結節（T2強調では種々の程度の高信号），マクロ腺腫（1 cm以上）では内部組織の変性などによりヘテロジニアス（濃淡混在）になることが多いです．造影効果も正常下垂体より乏しく，白っぽい下垂体組織の中に黒っぽい腫瘤影として写ります．より小さなミクロ腺腫では，ダイナミックMRI（冠状断像で周囲の下垂体が造影されるタイミングで造影されない）や3テスラの造影MRIでの診断が可能になってきています．マクロ腺腫では冠状断で下垂体茎がシフトしている方に，正常下垂体が造影されて白い皮膜状に押しやられているのがわかります．視交叉に接しているか，海綿静脈洞に浸潤しているかの判定も治療選択をする上で重要です．腺腫内の小出血や梗塞などによる液体を含む囊胞様部分はT1では著明な低信号，T2では高信号となります．発生母地がわかりにくいほど大きなものでは，胚腫の分子マーカーとして血中・髄液中hCGβや髄液中胎盤型アルカリホスファターゼ（PLAP），リンパ球性漏斗下垂体炎では血中抗ラブフィリン3Aが注目されています．IgG4関連下垂体炎では血中IgG4が上昇します．下垂体腺腫では以下の点が参考になります．まず，下垂体腺腫で尿崩症をきたすことは稀ですので，尿崩症があればトルコ鞍部に発生した他の腫瘍の可能性が高いと考えます．巨大腺腫は拡大したトルコ鞍から鞍上部槽に及ぶ辺縁が平滑な結節状の腫瘍として観察されます．CTでは淡い高信号領域で，均一な増強効果を示します．古い腫瘍内出血や壊死があると低吸収域が混在し，壁に沿ってリング状に増強効果を受けます．頭蓋咽頭腫と異なり，石灰化はあまりみられません．下垂体卒中（腫瘍内出血）を起こすと，頭痛や突然の視覚障害，種々のホルモン欠落症状をきたします．発症直後では出血の所見を認めます．

　治療は基礎疾患に対する治療（腫瘍や炎症に対する手術など）と，該当するホルモン欠乏に対する治療（ホルモン補充療法）に分けられます．ただし，下垂体ホルモン自体はペプチドまたは糖蛋白ホルモンなので経口投与ができません．GHやLH（hCG），FSHは注射で投与しますが，通常は各ホルモンの支配下にある末梢ホルモンを経口（副腎皮質ホルモンや甲状腺ホルモン，女性ホルモン）で投与します．注射（テストステロン）や貼付（女性ホルモン）で投与する末梢ホルモンもあります．一方，分泌亢進

症に対する治療では，基礎疾患の治療に平行して，あるいは手術前や治療後にホルモン過剰による症状が残存している場合に薬物治療を行います．視床下部・下垂体系のホルモン分泌機能の術前・術後の評価は負荷試験などにより行います．

予後に関しては，ホルモン補充療法（副腎皮質ステロイド，甲状腺ホルモン）が適切に行われている場合は一般健常者とほとんど差がないことが近年の疫学的調査により確認されています．分泌亢進症では原因疾患に予後が左右されます．

臨床上重要な内分泌疾患は厚生労働省の指定難病になっており，それぞれ診断基準が定められているため，各論ではそれに準じて解説します．また，検査項目は「申請用臨床調査個人票」を参考にしました．換言すれば，指定難病の申請に必要な情報（検査項目）は，診断や重症度判定に有用であるとも言えます．注意すべきは，術前にある程度の「決められた」検査をしておく必要があるということです．ただ，大きな下垂体腫瘍などで，負荷試験により下垂体卒中のおそれがある場合は，施行しなかった理由を記載しておきます．下垂体疾患では，

■下垂体機能亢進症として，
#72　下垂体性 ADH 分泌異常症
　　B　バゾプレシン分泌過剰症（SIADH）
#73　下垂体性 TSH 分泌亢進症
#74　下垂体性 PRL 分泌亢進症
#75　クッシング病（Cushing 病）
#76　下垂体性ゴナドトロピン分泌亢進症
#77　下垂体性成長ホルモン分泌亢進症

■下垂体機能低下症として，
#72　下垂体性 ADH 分泌異常症
　　A　バゾプレシン分泌低下症（中枢性尿崩症）
#78　下垂体前葉機能低下症：
　01　ゴナドトロピン分泌低下症
　02　副腎皮質刺激ホルモン（ACTH）分泌低下症

> 03　甲状腺刺激ホルモン（TSH）分泌低下症
> 04　GH 分泌不全性低身長症（小児）
> 05　成人 GH 分泌不全症
> 06　プロラクチン（PRL）分泌低下症
>
> http://www.nanbyou.or.jp/entry/5462 より

が難病指定されています．研究班の重症度分類を用いて，軽症・中等症・重症と3段階に分類されている場合には中等症以上を，軽症・重症と2段階に分類されている場合には重症が補助の対象とされています．診断基準および重症度分類の適応における留意事項として，

> 1. 病名診断に用いる臨床症状，検査所見等に関して，診断基準上に特段の規定がない場合には，いずれの時期のものを用いても差し支えない（ただし，当該疾病の経過を示す臨床症状等であって，確認可能なものに限る）．
> 2. 治療開始後における重症度分類については，適切な医学的管理の下で治療が行われている状態であって，直近6か月間で最も悪い状態を医師が判断することとする．
> 3. なお，症状の程度が上記の重症度分類等で一定以上に該当しない者であるが，高額な医療を継続することが必要なものについては，医療費助成の対象とする．

となっています．また，小児では小児慢性特定疾病による医療費助成があります．

I-1. 下垂体前葉

A ▶ 下垂体前葉ホルモン過剰症

1. 下垂体前葉機能亢進症

1) PRL 分泌亢進症

　　プロラクチン (PRL) の主な作用は乳腺発育, 乳汁産生・分泌です. TRH によって分泌が刺激され, ドパミンによって分泌が抑制されます. 症候は, 小児では思春期遅発・進行停止が, 成人男性では女性化乳房, 性欲低下・勃起障害が, 成人女性では乳汁分泌, 月経異常・無月経を認めます. 続発症には高 PRL 血症による性腺機能抑制による骨粗鬆症があります. 下垂体性 PRL 分泌亢進症の主な原因は PRL 産生下垂体腫瘍 (プロラクチノーマ) です 表2 .

指定難病 74 　　　　下垂体性 PRL 分泌亢進症
小児慢性特定疾病 33　高プロラクチン血症

表2　高 PRL 血症の原因

①薬剤 (抗潰瘍薬・制吐薬, 降圧薬, 向精神薬, 経口避妊薬など (2 週間休薬して再検)
②原発性甲状腺機能低下症
③視床下部障害
　ⅰ) 機能性異常
　ⅱ) 器質性
　　a) 腫瘍 (頭蓋咽頭腫, 胚細胞腫, 非機能性腫瘍など)
　　b) 炎症・肉芽腫 (下垂体炎, サルコイドーシス, ランゲルハンス細胞組織球症など)
　　c) 血管障害 (出血, 梗塞)
　　d) 外傷
④下垂体病変
　ⅰ) PRL 産生腺腫
　ⅱ) その他のホルモン産生腺腫
⑤その他
　ⅰ) マクロ PRL 血症
　ⅱ) 慢性腎不全
　ⅲ) 胸壁疾患
　ⅳ) 異所性 PRL 産生腫瘍

表3 Cushing 病の徴候と続発症

過剰ホルモン	コルチゾール	アンドロゲン
徴候	満月様顔貌 中心性肥満 水牛様肩 赤色皮膚線条	多毛 痤瘡 月経異常
続発症	皮下溢血 高血圧 糖尿病 骨粗鬆症 精神症状 易感染性	

　治療にはドパミン作動薬（カベルゴリン，ブロモクリプチン，テルグリド）を用います．腫瘍縮小効果も期待されるので，通常は，手術はしません．逆に，トルコ鞍底部が大きな腫瘍によって破壊されている場合は，薬剤治療による腫瘍縮小によって髄液漏が起こる可能性があります．

2）ACTH 分泌亢進症

　副腎皮質刺激ホルモン（ACTH）の主な作用は副腎皮質ホルモン（コルチゾールと副腎アンドロゲン：DHEA, DHEA-S）の合成・分泌です．ACTH は CRH や ADH によって分泌が刺激され，コルチゾールによって分泌が抑制されます．過剰症には下垂体腺腫による Cushing 病と肺癌などによる異所性 ACTH 産生腫瘍があります．症候には特異的な Cushing 徴候と非特異的なもの（月経異常や痤瘡など）があります．さらに，続発症として，高血圧，耐糖能異常，骨粗鬆症，脂質異常症，うつ，肥満を伴います表3．下垂体性 ACTH 分泌亢進症の主な原因は ACTH 産生下垂体腫瘍（Cushing 病）です．

指定難病 75　　　クッシング病
小児慢性特定疾病 11　クッシング病
小児慢性特定疾病 10　異所性副腎皮質刺激ホルモン（ACTH）産生症候群

　治療の第一選択は手術ですが，ミクロ腺腫が多いです．薬物治療として

表4 先端巨大症の症状

過剰ホルモン	成長ホルモン		代謝作用
作用	成長促進作用		代謝作用
症状	骨形成	軟部組織	高脂血症 発汗過多
	眉弓部膨隆 下顎突出 副鼻腔拡大 高身長 胸郭拡大	四肢末端肥大 巨大舌 低音化 口唇肥厚 内臓肥大	
続発症		手根間症候群 睡眠時無呼吸症候群	高血圧 糖尿病

は，ステロイド合成酵素阻害薬（メトピロン）が用いられます．メトピロンは半減期が比較的短いので，頻回（1日4〜5回）の内服が必要です．血中コルチゾール濃度が30〜50μg/dLを超えた状態が長く続くと感染症を合併しやすく，予後不良とされています．

3）GH分泌亢進症

　成長ホルモン（GH）の主な作用は骨伸長とIGF-1の合成・分泌（筋肉量増加，糖新生促進，脂肪分解促進）です．GH分泌はGHRHで刺激され，ソマトスタチンで抑制されます．過剰症により，成長期であれば下垂体性巨人症に，成人期であれば先端巨大症が表現型となります．したがって，小児の主な症候は高身長，成人では手足の容積増大，先端巨大症様顔貌，巨大舌を呈します．続発症には高血圧，耐糖能異常，脂質異常症，睡眠時無呼吸症候群があります 表4．腺腫様甲状腺腫や大腸ポリープも高頻度に合併します．下垂体性GH分泌亢進症の主な原因はGH産生下垂体腫瘍です（きわめて稀ですがGHRH産生腫瘍の報告があります）．血中のGHとIGF-1が高値となりますが，GHは変動幅が大きいので，経口ブドウ糖負荷試験を用い，高血糖状態でもGHが底（そこ）値（ナディア）で1 ng/mL未満まで抑制されないことを確認して，診断します．ただし，糖尿病，肝疾患，腎疾患，若年者では血中GH値が正常域まで抑制されないことが

あります．また，TRH や LH-RH 刺激で血中 GH 値が増加することや（奇異性上昇と言います），ブロモクリプチンなどのドパミン作動薬で血中 GH 値が増加しないことがあります．さらに，腎機能が正常の場合に採取した尿中 GH 濃度が正常値に比べ高値であることも参考にします．IGF-1 値は性別・年齢別に評価しますが，思春期に IGF-1 が上昇することに注意します．逆に，栄養障害，肝疾患，腎疾患，甲状腺機能低下症，コントロール不良の糖尿病などが合併すると血中 IGF-1 が高値を示さないことがあります．

指定難病 77 　　　下垂体性成長ホルモン分泌亢進症
小児慢性特定疾病 55 　先端巨大症
小児慢性特定疾病 6 　　下垂体性巨人症

　治療の第一選択は手術です．薬物治療にはソマトスタチン誘導体（オクトレオチド，ランレオチド），GH 受容体拮抗薬（ペグビソマント）やドパミン作動薬（ブロモクリプチン，カベルゴリン）を用います．

4）TSH 分泌亢進症

　甲状腺刺激ホルモン（TSH）の主な作用は甲状腺における甲状腺ホルモンの合成・分泌と甲状腺細胞増殖です．分泌は TRH により刺激され，甲状腺ホルモンやコルチゾールにより抑制されます．過剰症（TSH 分泌亢進症）の主な原因は TSH 産生下垂体腫瘍（TSHoma）です．不適切 TSH 分泌症候群（SITSH）を呈するため，鑑別疾患は甲状腺ホルモン不応症（従来下垂体型とよばれていた頻脈などの機能亢進症状が強いタイプ）になります．症候は甲状腺中毒症状と甲状腺腫で，続発症には不整脈や心房細動があげられます．

指定難病 73 　下垂体性 TSH 分泌亢進症

　TSHoma にはマクロ腺腫が多く，治療は手術が第一選択です．薬物治療としてはソマトスタチンアナログ製剤の臨床試験が現在進行中です．

5）LH・FSH 分泌亢進症

　ゴナドトロピン（LH・FSH）の主な作用は性ホルモンの合成・分泌で

す．分泌は GnRH で刺激され，基本的には下位の性ホルモンで抑制されますが，調節はもう少し複雑です．すなわち，男性では，LH は Leydig 細胞に作用してアンドロゲン（テストステロン）の産生を促し，5α 還元酵素やアロマターゼによって変換された 5α-DHT やエストラジオールはネガティブフィードバックによって GnRH やゴナドトロピンの合成・分泌を抑制します．FSH は Sertoli 細胞に作用してインヒビンの産生を促し，ネガティブフィードバックによって FSH の合成・分泌を抑制します．女性では，卵胞期には LH は莢膜細胞に作用してアンドロゲン（テストステロン）の産生を促し，アロマターゼによって変換されたエストラジオールはネガティブフィードバックによって GnRH やゴナドトロピンの合成・分泌を抑制します．FSH は顆粒膜細胞に作用してインヒビンの産生を促し，ネガティブフィードバックによって FSH の合成・分泌を抑制します．排卵期にはエストロゲンの濃度が高くなり（エストラジオール>200 pg/mL），ポジティブフィードバックを起こして GnRH の合成・分泌を刺激します（GnRH サージ→LH サージ→排卵）．黄体期には顆粒膜細胞における LH 受容体の発現が優位となって，主にプロゲステロンの合成・分泌に関与します．主な過剰症はゴナドトロピン産生腫瘍ですが，女児では視床下部腫瘍，男児では hCG 産生腫瘍などが多いです．思春期早発症の原因となり，女児の症候としては乳房腫大，早発陰毛，早発月経，骨年齢促進，面皰増加が，男児では精巣・陰茎増大，早発陰毛，変声，骨年齢促進，面皰増加が認められます．

指定難病 76　　　　下垂体性ゴナドトロピン分泌亢進症
　　　A　　　　中枢性思春期早発症
　　　B　　　　下垂体ゴナドトロピン産生腫瘍
小児慢性特定疾病 37　ゴナドトロピン依存性思春期早発症

　薬物治療としてはゴナドトロピン分泌抑制作用を有する LH-RH 誘導体やアンドロゲン拮抗薬が用いられます．

B ▶ 下垂体前葉ホルモン欠乏症

1. 下垂体前葉機能低下症

　PRLを含めた全ての前葉ホルモン分泌が障害されているものを汎下垂体機能低下症，複数のホルモンが種々の程度に障害されているものを部分型下垂体機能低下症，単一のホルモンのみが欠損するものは単独欠損症といいます．図1に下垂体前葉における各ホルモン産生細胞のおおまかな分布を示します．炎症や血流障害，腫瘍による圧迫の部位によって，障害されるホルモンの種類や程度に違いが生じる所以です．炎症で障害されやすい下垂体ホルモンは，リンパ球性下垂体炎ではACTH＞TSH≧LH・FSH＞GH＞AVP＞PRL，IgG4関連漏斗下垂体炎ではAVP＞ACTH＞LH・FSH＞TSH＞GH＞PRL，腫瘍性圧迫による低下症ではGH＞LH・FSH＞TSH＞ACTH≫PRL，Sheehan症候群（分娩時の大出血に伴う下垂体壊死による下垂体自体の障害）ではACTH＞TSH＞LH・FSH＞GH＞PRL≫AVPといわれていて，Sheehan症候群ではPRLの障害（TRH刺激に対するPRLの低反応）が比較的強いのが特徴です．ただ，先進国ではその頻度は減ってきています．また，放射線障害ではGH＞LH/FSH＝ACTH＞TSHとされています 図2．一方，単独欠損症としてはGH（骨盤位分娩などの児の

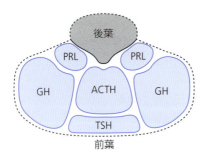

図1　下垂体前葉ホルモン産生細胞の分布

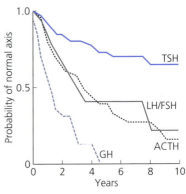

図2　放射線外照射による各下垂体前葉ホルモン障害の受けやすさ

出生時異常）や ACTH（自己免疫機序）が多いです．

1）PRL 分泌低下症

　PRL 欠乏には PRL 単独欠損症やリンパ球性下垂体炎などによる汎下垂体（前葉）機能低下症があります．PRL の単独欠損は稀で，下垂体機能が全般に低下していても PRL だけが高値であることも少なくありません．下垂体茎も障害されると，視床下部からのドパミンなどのプロラクチン抑制因子の遮断によって高くなるからです．症候は産褥期の乳汁分泌低下です．

指定難病 078-06　プロラクチン（PRL）分泌低下症

　PRL 分泌不全では補充療法は通常行われません．

2）ACTH 分泌低下症

　ACTH 欠乏症の原因として，ACTH 単独欠損症や，リンパ球性下垂体炎などによる汎下垂体（前葉）機能低下症があります．また，薬剤性の内分泌障害として現れることもあります．免疫チェックポイント阻害薬（免疫関連副作用：irAE といいます）のニボルマブ（オプジーボ®）では，単独投与で下垂体機能低下症（1% 未満），下垂体炎（1% 未満），イピリムマブ（ヤーボイ®）併用投与で下垂体炎（5% 以上），下垂体機能低下症（1% 未満），またペブムロリズマブ（キイトルーダ®）では下垂体炎（0.4%），下垂体機能低下症（0.3%）と報告されています．ACTH 分泌低下症の症候には，倦怠感，食欲低下，意識障害（低血糖，低 Na 血症），体重減少，悪心・嘔吐，発熱，腹痛，精神症状など，多岐にわたります．続発症としては低 Na 血症による抑うつ状態があります．ACTH 分泌刺激試験には，CRH 試験とインスリン負荷試験（ITT）がありますが，CRH が下垂体の ACTH を直接刺激するのに対し，ITT では，低血糖による視床下部刺激を介した下垂体の反応をみます．すなわち，ITT では CRH だけでなく，バゾプレシンやアドレナリンによる刺激も加わった強力な刺激がもたらされます．したがって，ITT での反応低下は視床下部障害を示唆します．GHRP-2(プラルモレリン) も視床下部を介して ACTH 分泌を刺激します．

指定難病 078-02　副腎皮質刺激ホルモン（ACTH）分泌低下症

小児慢性特定疾病 83　副腎皮質刺激ホルモン（ACTH）単独欠損症
　治療には通常ヒドロコルチゾン 15〜20 mg/日を朝多め，夜少なめで補充します．感染症，発熱，外傷などのストレス時は 2〜3 倍に増量します．

3）GH 分泌低下症

　GH 欠乏症として，GH 単独欠損症やリンパ球性下垂体炎などによる汎下垂体（前葉）機能低下症があります．小児では成長障害（低身長）や低血糖を，成人では易疲労，無気力，性欲低下，体組成異常や代謝異常をきたします．続発症には脂質異常症，脂肪肝，骨量減少があげられます．

指定難病 078-04 D-1　　小児（GH 分泌不全性低身長症）
小児慢性特定疾病 45/46　成長ホルモン（GH）分泌不全性低身長症
指定難病 078-05 D-2　　成人（成人 GH 分泌不全症）

　小児における GH 製剤の適応症は，成長ホルモン分泌不全性低身長症，ターナー症候群，軟骨異栄養症，小児慢性腎不全性低身長症，プラダー・ウィリ症候群，SGA（small-for-gestational age）性低身長症，成人は重症の成人成長ホルモン分泌不全（AGHD）です 表5．AGHD の症状・症候

表5　小児慢性特定疾病における成長ホルモン治療の認定基準
（平成 30 年 4 月 1 日から）

■開始基準
① 成長ホルモン分泌不全性低身長症（脳の器質的原因によるものを除く）および下垂体機能低下症
　　→身長が −2.5 SD 以下でかつ成長ホルモン治療の対象基準を満たす（乳幼児で症候性低血糖がある場合を除いて，2 種以上の成長ホルモン分泌刺激試験で基準値以下）
② 成長ホルモン分泌不全性低身長症（脳の器質的原因による）
　　→身長が −2.0 SD 以下でかつ成長ホルモン治療の対象基準を満たす
③ ターナー症候群またはプラダー・ウィリ症候群による低身長
　　→身長が −2.0 SD 以下でかつ成長ホルモン治療の対象基準を満たす
④ 軟骨異栄養症による低身長
　　→身長が −3.0 SD 以下
⑤ 腎機能低下による低身長
　　→身長が −2.5 SD 以下でかつ腎機能低下の基準を満たす

■終了基準：男子 156.4 cm，女子 145.4 cm に到達

は不定愁訴や生活習慣病と紛らわしいものが多く，治療による QOL 改善の形で明らかとなることが少なくありません．一方，小児では早期から GH 注射を開始し，最終身長の正常化を目標とします．下垂体腫瘍術後の AGHD では半年後から，胚腫なら 2 年間再発がないこと確認できていたら GH の補充療法が開始できます．成人では，重症 GH 欠損であることを GHRP2 試験で確認の上，比較的少量から GH の自己注射を開始し，血中 IGF-1 値を目安として維持量を決定します．ただ，GH 補充療法や性ホルモン補充療法が予後に及ぼす効果は確立されておらず，患者の QOL 改善効果を期待して一部の患者に行われているのが現状です．

4) TSH 分泌低下症

　中枢性甲状腺機能低下症ともいいます．FT4 は低値ですが，TSH はネガティブフィードバックによって本来 FT4 値に見合った高値になるところが，正常～やや高値に止まります．下垂体障害より視床下部障害による TSH 分泌不全の方が TSH は高値になる傾向がありますが，マクロ TSH などの生物活性の低い TSH が増えるためと考えられています．低下症の原因として，TSH 単独欠損症やリンパ球性下垂体炎などによる汎下垂体（前葉）機能低下症があります．症候は寒がり，活動性低下，皮膚乾燥，徐脈，便秘などの甲状腺機能低下症で，続発症には拡張期高血圧や高コレステロール血症があります．

指定難病 078-03C　　甲状腺刺激ホルモン（TSH）分泌低下症
小児慢性特定疾病 29　甲状腺刺激ホルモン（TSH）分泌低下症
小児慢性特定疾病 4C　後天性下垂体機能低下症（TSH）
小児慢性特定疾病 27　その他の後天性甲状腺機能低下症（中枢性）
小児慢性特定疾病 5C　先天性下垂体機能低下症（TSH）

　治療にはレボチロキシンを少量から開始し，2～4 週間ごとに徐々に増量，末梢血甲状腺ホルモン値が FT4 基準範囲上限，FT3 基準範囲となる量を維持量とします．ACTH 分泌不全と合併する場合は，ヒドロコルチゾン補充開始 5～7 日後にレボチロキシンを開始します．

嗅球あり

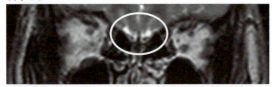

嗅球なし

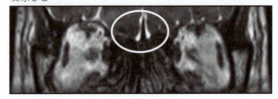

図3　嗅球の無形成・低形成（MRI）

5）LH・FSH 分泌低下症

ゴナドトロピン欠乏症の原因として，リンパ球性下垂体炎などによる汎下垂体（前葉）機能低下症やゴナドトロピン単独欠損症があります．症候は，二次性徴欠如・進行停止，月経異常，性欲低下，不妊ですが，四肢が長くなるのも特徴の一つです．Kallmann 症候群ではさらに嗅球の無形成・低形成により無嗅症や低嗅症を伴います 図3．主な続発症として，骨粗鬆症があります．

指定難病 078-01A　　ゴナドトロピン分泌低下症
小児慢性特定疾病 72　その他の低ゴナドトロピン性性腺機能低下症
小児慢性特定疾病 71　カルマン（Kallmann）症候群

治療には，対症療法となる性ホルモンの補充療法と，リコンビナントゴナドトロピンを用いる方法があります．男性では男性機能の維持を目的としてテストステロンデポー製剤の注射による補充（2～4 週に 1 回）を，女性では無月経の程度により黄体ホルモン（プロゲステロン）製剤（ホルムストローム療法）や卵胞ホルモン（エストロゲン）製剤・黄体ホルモン（プロゲステロン）製剤周期療法（カウフマン療法）を行います．妊孕性獲得を目的とする場合は男性では hCG-hMG（FSH）療法を，挙児希望の女性では排卵誘発療法〔第 1 度無月経ではクロミフェン療法，第 2 度無月経で

表6 胎盤性ホルモンの hCG・hPL について

- hCG はヒト絨毛性ゴナドトロピンですが，その作用には，①妊娠初期の黄体維持，②胎児精巣の刺激（Leydig 細胞の分化と hCG 受容体を誘導し，胎児精巣のテストステロン分泌を刺激することで，妊娠4カ月に起こる男の胎児の性分化誘導に関与），③母体の甲状腺刺激（妊娠一過性甲状腺機能亢進症の原因．特に血中濃度が高くなる多胎妊娠や胞状奇胎，絨毛癌），④その他（子宮血管拡張，子宮平滑筋弛緩，黄体からのリラキシン分泌の促進，胎盤や胎児副腎でのステロイド合成の促進，母体の免疫能抑制など）があります．臨床では，尿中・血中濃度測定による妊娠の診断（妊娠反応），切迫流産の予後判定，胞状奇胎の診断，絨毛性疾患や絨毛性腫瘍や異所性 hCG 産生腫瘍の経過観察の指標として用いられています．薬剤として，卵胞成熟後の排卵誘発や黄体機能活性化を目的に投与されます（3,000～10,000 IU/回）．

- hPL はヒト胎盤性ラクトーゲンで，作用としては，①母体での脂肪分解，血中遊離脂肪酸増加，グリコーゲン分解（結果，母体では脂質優位のエネルギー代謝となり，より多くのグルコースを胎児に供給），②抗インスリン作用（母体血中インスリンレベル増加，母体組織での蛋白合成促進）があります．一方，胎児の肝臓や胎盤には hPL 受容体は確認されておらず，hPL の作用は母体側でのみ発揮されていると推定されています．つまり，母体が長期の飢餓にさらされるような条件下でも母体の蓄積脂肪をエネルギー源として利用し，胎児への栄養供給を確保するための安全機構と考えられています．臨床では，半減期が短く胎盤での産生分泌の低下が血中濃度の下降として反映されるまでの時間差が少ないことを利用して，胎盤機能の推定に用いられます（妊娠30週以降で4μg/mL 未満のときは胎盤機能不全の疑い）．

（山崎峰夫，日産婦誌 52（3）: N31-34, 2000 を参照）

は hCG-hMG（FSH）療法や LHRH 間欠投与法〕を行います 表6．

C ▶ 下垂体前葉ホルモン抵抗症

1）PRL 不応症

PRL 不応症は知られていません．

2）ACTH 不応症

新生児では嘔吐，哺乳不良，体重増加不良，痙攣，新生児黄疸で，乳幼児では，低血糖による痙攣や意識障害，皮膚色素沈着，高身長で，成人では，嘔吐，脱水，意識障害，ショックで発症，発覚します．ACTH 受容体（メラノコルチン2受容体: MC2R）やその関連蛋白の異常によって起こります．

指定難病 237 　　　副腎皮質刺激ホルモン（ACTH）不応症
小児慢性特定疾病 84　副腎皮質刺激ホルモン（ACTH）不応症

3）GH 不応症

　症候には，SGA では低身長，肥満，思春期遅発，骨端線閉鎖遅延，小さい性腺，皮膚非薄化，高い声，除脂肪体重減少，骨密度低下，続発症には骨量減少があります．GH 受容体（GHR）やその下流の IGF-1 受容体（IGF-1R）の異常によって起こります．

小児慢性特定疾病 44　成長ホルモン（GH）不応性症候群
小児慢性特定疾病 43　インスリン様成長因子 1（IGF-1）不応症

4）TSH 不応症

　症候は高 TSH 血症くらいで，診断基準もまだ定められていません．TSH 受容体（TSHR）の異常によります．

5）LH 不応症・FSH 不応症

　症候には原発性/続発性無月経，不妊が，続発症には骨粗鬆症があります．LH 受容体（LHR）や FSH 受容体（FSHR）の異常によります．

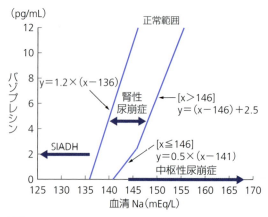

図4　血清 Na と血中バゾプレシンとの関係

I–2. 下垂体後葉

図4 に血清 Na と血中バゾプレシンの関係からみたバゾプレシン分泌過剰症（SIADH），分泌不全症（中枢性尿崩症）および抵抗症（腎性尿崩症）の範囲を示します．

A ▶ 下垂体後葉ホルモン過剰症

1. 下垂体後葉機能亢進症

1）バゾプレシン分泌過剰症（SIADH）

バゾプレシンの主な作用として，腎尿細管での水の再吸収，血管の収縮・血圧の上昇，尿浸透圧の上昇があります．分泌刺激は血漿浸透圧（血清 Na）上昇，循環血漿量減少・血圧低下，分泌抑制は血漿浸透圧（血清 Na）低下です．過剰症は抗利尿ホルモン不適切分泌症候群（SIADH）で 表7 ，倦怠感，食欲低下，意識障害（低 Na 血症）が主な症候です．

指定難病 72　　　下垂体性 ADH 分泌異常症
　　　　 2B　　　バゾプレシン分泌過剰症（SIADH）
小児慢性特定疾病 34　抗利尿ホルモン（ADH）不適切分泌症候群

基本治療は水制限です．異所性 ADH 産生腫瘍ではフィズリン（ADH-V2 受容体拮抗薬）が用いられます 表8．難治性 SIADH の治療薬としてトルバプタンの治験が進行中です．

表7　SIADH の原因

- 中枢神経疾患（髄膜炎，外傷，くも膜下出血，脳腫瘍，脳梗塞・脳出血，Guillain Barré 症候群，脳炎）
- 肺疾患（肺炎，肺腫瘍，肺結核，肺アスペルギルス症，気管支喘息，陽圧呼吸）
- 異所性 ADH 分泌腫瘍（肺小細胞癌，膵癌）
- 薬剤性（ビンクリスチン，クロフィブレート，カルバマゼピン，アミトリプチン，イミプラミン）

2）中枢性塩喪失症候群

中枢神経疾患を有する小児で低 Na 血症をきたした場合は常に鑑別診断として中枢性塩喪失症候群（CSW）を考えます 表9．

小児慢性特定疾病 67　中枢性塩喪失症候群

表8　バゾプレシン分泌過剰症（SIADH）の治療の手引き

1. 原疾患の治療を行う．
2. 1日の総水分摂取量を体重 1 kg 当り 15～20 mL に制限する．
3. 食塩を経口的または非経口的に 1 日 200 mEq/L 以上投与する．
4. 重症低 Na 血症（120 mEq/L 以下）で中枢神経系症状を伴うなど速やかな治療を必要とする場合はフロセミドを随時 10～20 mg 静脈内に投与し，尿中 Na 排泄量に相当する 3％食塩水を投与する．その際，橋中心髄鞘崩壊を防止するために 1 日の血清 Na 濃度上昇は 10 mEq/L 以下とする．
5. 異所性バゾプレシン産生腫瘍に原因し，既存の治療で効果不十分な場合に限り，成人にはモザバプタン塩酸塩錠（30 mg）を 1 日 1 回 1 錠食後に経口投与する．投与開始 3 日間で有効性が認められた場合に限り，引き続き 7 日間まで継続投与することができる．
6. デメクロサイクリンを 1 日 600～1,200 mg 経口投与する．

表9　SIADH と CSW

	細胞外液量	ADH 分泌	尿中 Na 排泄	血中尿酸値↓・尿中尿酸排泄↑	等張液輸液に対する反応
SIADH	↑（～正常）	原発性	続発性（細胞外液量↑）	ADH の直接作用	Na 排泄↑と水分貯留↑により低 Na 血症悪化
CSW	↓	続発性（細胞外液量↓）	原発性	BNP 亢進による可能性	希釈尿排泄により低 Na 血症改善

表10　中枢性尿崩症の原因

1. 特発性
2. 家族性
3. 続発性：視床下部・下垂体の器質的障害，リンパ球性漏斗下垂体後葉炎，胚細胞腫，頭蓋咽頭腫，奇形腫，下垂体腺腫，転移性腫瘍，白血病，リンパ腫，サルコイドーシス，ランゲルハンス細胞組織球症，結核，脳炎，脳出血，外傷・手術

B ▶ 下垂体後葉ホルモン欠乏症

1. 下垂体後葉機能低下症
1) バゾプレシン分泌低下症（中枢性尿崩症）

中枢性尿崩症の原因は多岐にわたります 表10．主な症候は口渇・多飲（特に冷水）・多尿（尿量＞3 L/m^2/日），高張性脱水による発熱，痙攣，意識障害，乳幼児では夜尿や体重増加不良，発熱を認めます．鑑別疾患は高Ca血症，心因性多飲症，腎性尿崩症です．中枢性尿崩症ではMRI（T1強調）において下垂体後葉の高信号が消失します．確認するクセをつけましょう．

指定難病 72　　　　　下垂体性ADH分泌異常症
　　　　　　72A　　　バゾプレシン分泌低下症（中枢性尿崩症）
小児慢性特定疾病 75　中枢性尿崩症

治療はデスモプレシンの点鼻薬あるいは口腔内崩壊錠（ミニミンメルト®）での補充を行います 表11．

表11　自己免疫性視床下部下垂体炎の治療の手引き

1. 下垂体の腫大が著明で，腫瘤による圧迫症状（視力，視野の障害や頭痛）がある場合は，グルココルチコイドの薬理量（プレドニン換算で1 mg/kg体重/日）を投与し，症状の改善が認められれば，グルココルチコイドを漸減する．症状の改善が認められない場合は腫瘤の部分切除による減圧を試みる．
2. 下垂体の腫大による圧迫症状が認められない場合で，下垂体-副腎系の機能低下（や尿崩症）が認められる場合は，グルココルチコイドの補充療法を試みる．急性期であれば，薬理量を試みることも勧められるが，結核などの感染症を十分に除外する必要がある．
3. 下垂体腫大による圧迫症状がなく下垂体-副腎系の低下が認められない場合は，MRIなどによって下垂体腫瘤の形態学的変化を経過観察する．
4. 適切なホルモン補充療法．甲状腺ホルモン低下があればT4製剤を補充する．尿崩症があればデスモプレシンを用いる．
5. リンパ球性下垂体炎の診断は基本的に除外診断による．したがって類似病変を示す諸疾患の鑑別が重要であり，ステロイド治療前に病変部の組織学的検索が望まれる．

2）本態性高ナトリウム血症

中枢性尿崩症との鑑別疾患です．

小児慢性特定疾病 73　口渇中枢障害を伴う高ナトリウム血症
（本態性高ナトリウム血症）

C ▶ 下垂体後葉ホルモン抵抗症

1）バゾプレシン抵抗症

バゾプレシン抵抗症は腎性尿崩症になります．新生児では発熱，痙攣，高 Na 血症が，幼児〜成人では多飲・多尿が主な症候です．

小児慢性特定疾病 74　腎性尿崩症

D ▶ 下垂体腫瘍およびその類縁疾患

下垂体機能低下症の原因となる下垂体の腫瘍として非機能性下垂体腺腫，炎症としてリンパ球性下垂体前葉炎，リンパ球性漏斗下垂体後葉炎，リンパ球性汎下垂体炎，IgG4 関連漏斗下垂体炎などがあります．

非機能性下垂体腺腫では，腫瘍が大きくて，視交叉を圧排しているようであれば，内視鏡を用いた経蝶形骨洞手術を施行します．鼻孔または上口唇下を切開し，蝶形骨洞を経由することにより，トルコ鞍底部から腫瘍を摘出するもので，「Hardy 手術」ともよばれます．術後の髄液漏を予防する処置を行う必要があります．周囲組織への浸潤性の腫瘍であれば，放射線治療（定位放射線手術）や薬物治療を試みることがあります．術後のホルモン補充療法として，副腎皮質ホルモンと甲状腺ホルモンの補充が必要なことが多く，術後に尿崩症を発症すれば抗利尿ホルモンの補充が必要となります．リンパ球性下垂体炎や IgG4 関連漏斗下垂体炎ではグルココルチコイドが奏効します．

各論

II. 甲状腺疾患

1. 甲状腺ホルモンの分泌

　　視床下部で合成された甲状腺刺激ホルモン（TSH）分泌ホルモン（TRH）は下垂体茎の下垂体門脈を経て下垂体前葉の TSH 産生細胞(サイロトローフ）に到達し，TSH を合成，血中に分泌します．血液の流れによって甲状腺に到達した TSH は，甲状腺濾胞細胞の細胞膜上にある TSH 受容体（TSHR）に結合し，細胞の増殖と甲状腺ホルモンの合成を促します．このようにして，甲状腺ホルモンはヨウ素を原料にして甲状腺濾胞細胞でのみ合成されます．合成される甲状腺ホルモンには，ヨウ素が 3 分子結合したトリヨードサイロニン（T3）と 4 分子結合したサイロキシン（T4）がありますが，血中に分泌される甲状腺ホルモンの 99％は T4 です．しかも，甲状腺ホルモンの大部分（99％以上）は T4 結合グロブリン（TBG）や T4 結合プレアルブミン（TBPA＝トランスサイレチン），アルブミンなどの蛋白質と結合して存在していて，実際にホルモンとして作用するのは微量の遊離型ホルモンです．T4 は血液の流れによって末梢組織（標的臓器）に到達し，細胞内（細胞質）で脱ヨウ素酵素（IYD）の働きで脱ヨウ素化され，より活性の強い T3 に変換されます．T3 は細胞の核内に移行し，標的遺伝子上流の T3 応答配列（TRE）に結合している核内受容体である甲状腺ホルモン受容体（TR）に結合し（たり離れたりすることで），生体の発達や代謝に関与する遺伝子の発現を制御・調節しています．試験管内では T4 のままでも TR に弱く結合することはできますが，その活性は T3 の 4～5 分の 1 です．以上より，T4 はプロホルモン，T3 は活性型ホルモンということができます．ただし，ヒトの甲状腺機能を評価する場合，T4 は 100％甲状腺で合成されますが，T3 はその 80％が末梢組織で T4 から合成されることから，血中の T4 で判断する方が理にかなっています．しかも，上述のように，即戦力である遊離型 T4（FT4）を測定する方が直接的です．

また、血中のTSHは下垂体に到達したT4→T3により、ここでもTRを介してその発現が制御されています。このネガティブフィードバックシステムによって、TSHはサーモスタットのように働いて、結果、血中の甲状腺ホルモン濃度は一定に保たれます。言い換えれば、血中のTSH濃度は血中の甲状腺ホルモン濃度よりも先に上下しますので、TSHの方がより鋭敏に甲状腺機能を反映していることになります。

2. 甲状腺ホルモンの作用

　甲状腺ホルモンは発達・分化や代謝、ホメオスターシスの維持に多彩な効果をもたらします。小児では心身（脳神経系や骨格）の成長・発達に大きな影響を与え、骨の長軸方向に成長して身長が伸びます。したがって、小児期の甲状腺ホルモン不足は骨端線の骨化中心の発達遅延と形成異常によって、手足が短縮して低身長になります。両生類では変態に、ヒトでは胎児期における指間の水かきの消失に関与しています。成人では基礎代謝、脂質・糖・アミノ酸などのエネルギー代謝、骨代謝、薬物代謝に影響しています。心筋へ作用として、心収縮力と心拍数の増加があります。末梢の熱産生は亢進し、酸素消費量は増加します。したがって、甲状腺中毒症では心拍出量は増加し脈圧は増大して収縮期高血圧に、甲状腺機能低下症では拡張期圧が上昇し脈圧は減少します。骨の代謝（リモデリング）も甲状腺ホルモンの重要な作用です。甲状腺中毒症では破骨細胞と骨芽細胞がともに刺激され、骨のリモデリング周期は半分に短縮し、閉経後と同様に高回転型となります。カルシウムやリンの排泄は増加し、骨型の血中アルカリホスファターゼ（ALP）が上昇します。その結果、おもに皮質骨の骨密度が低下し、高齢女性では大腿骨頸部骨折のリスクが上昇し、閉経後女性や高齢男性では低TSH値は骨折の独立した危険因子とされています。

3. 甲状腺疾患の診断の進め方

　甲状腺疾患の主訴は「甲状腺機能異常症」からくる自覚症状と、「甲状腺腫」による前頸部腫脹（または腫瘤）のどちらか、あるいは両方です。甲状腺中毒症（または甲状腺機能亢進症）や甲状腺機能低下症の症状は不定

表1　代表的な甲状腺疾患と診断時の検査項目

甲状腺機能	甲状腺腫	病名	TSH	FT4	FT3	TgAb	TPOAb	TRAb/TSAb	Tg	Ct
甲状腺機能異常症		甲状腺機能亢進症の疑い	●	●	●					
甲状腺機能異常症		甲状腺機能低下症の疑い	●	●	△					
甲状腺中毒症	びまん性	Basedow病の疑い	●	●	●	●	●	●	●	
甲状腺中毒症	結節性	Plummer病の疑い	●	●	●	●	●	●	●	
甲状腺中毒症	有痛性	亜急性甲状腺炎の疑い	●	●	●	●	●	●	●	
甲状腺機能低下症	びまん性	橋本病の疑い	●	●	△	●	●		●	
甲状腺機能正常	結節性	甲状腺腫瘍（癌の疑い）	●	●	△	●	△		●	
甲状腺機能正常	結節性	甲状腺髄様癌の疑い	●	●	△	●	△		●	●

愁訴に近いものが多く，甲状腺疾患を疑わないと見逃してしまいます．私たちの施設での検討では，「動悸，息切れ，体重減少，振戦」の4項目が甲状腺中毒症に，「無気力，筋力低下」の2項目が甲状腺機能低下症に特に特徴的な症状でした（現在，同様の調査を全国の国立病院機構の施設で行っています）．自覚症状から甲状腺疾患が疑われたら，まずは甲状腺に触れてみてください．昔は，触（さわ）れる内分泌臓器の代表でしたが，現在では脂肪もホルモンを分泌していることがわかりましたので，唯一ということはなくなりましたが・・・（脂肪は「つまめる!?」内分泌臓器）．閑話休題，問診と触診，そして，一般検査結果にも注目し，甲状腺機能と甲状腺腫の性状から念頭におくべき鑑別疾患を考えて，オーダーする血液検査を選びます 表1．

4. 甲状腺疾患診断のための血液検査

　　甲状腺機能の確認検査（甲状腺機能異常症［甲状腺中毒症または甲状腺機能低下症］の疑い）段階では，サーモスタットであるTSHとメインの甲状腺ホルモンであるFT4を選択します．甲状腺自己抗体は自己免疫性甲状腺疾患（Basedow病や橋本病）の診断または除外診断に用います．その結果，甲状腺機能異常症であることが判明したら，その原因検査として甲状腺自己抗体や甲状腺分子マーカーである「サイログロブリン（Tg）」を追加します．しかしながら，びまん性甲状腺腫を認め，最初からBasedow病（による甲状腺機能亢進症）や橋本病（による甲状腺機能低下症）が疑われる場合は，「Basedow病の疑い」や「橋本病の疑い」の病名のもとに，「甲状腺ホルモン，甲状腺自己抗体，Tg」を同時に測定してもよいでしょう．また，他医で甲状腺機能異常症が確定していて，紹介された時も同様です．「カルシトニン（Ct）」は甲状腺髄様癌の特異的分子マーカーですが，ルーチン検査としての評価はcontroversialです．すなわち，Ct測定は髄様癌の早期発見につながり，予後を改善する可能性があるという報告がある一方，散発性の潜在性髄様癌におけるCtの一定した基準値はなく，偽陽性率が60％を超えたという報告もあり，特に小腫瘍ではその意義は小さいと思われます．甲状腺腫には甲状腺全体が腫大するびまん性甲状腺腫と結節状に甲状腺の一部が腫れる結節性甲状腺腫があります．そして，個々の甲状腺疾患は甲状腺機能と甲状腺腫の状態に特徴的な所見を示します 表2 ．

表2　甲状腺腫と疾患

■びまん性甲状腺腫
・甲状腺中毒症：Basedow病，無痛性甲状腺炎
・甲状腺機能低下症：橋本病，先天性甲状腺機能低下症
・甲状腺機能正常：単純性甲状腺腫，橋本病
・SITSH：TSH産生下垂体腫瘍，甲状腺ホルモン不応症

■結節性甲状腺腫
・甲状腺中毒症：Plummer病，亜急性甲状腺炎
・甲状腺機能正常：甲状腺嚢胞，腺腫様甲状腺腫，甲状腺腺腫，甲状腺癌，急性化膿性甲状腺炎

甲状腺自己抗体には「抗Tg抗体（TgAb）」，「抗甲状腺ペルオキシダーゼ抗体（TPOAb）」，TSH受容体抗体（TSH結合阻害抗体「TBⅡ/TRAb」と甲状腺刺激抗体「TSAb」）の3種類があります．「TgAbとTPOAb」は橋本病の診断基準となっていますので，同時に測定してよいと思います．ちなみに，サイロイドテスト（TGHA）はTgAbの，マイクロゾームテスト（MCHA）はTPOAbの，概ね定性法と考えてよいでしょう．換言すれば，「TGHAとTgAb」，「MCHAとTPOAb」の測定は，それぞれどちらか一方を測定してください．
　TSH受容体抗体はBasedow病の原因抗体ですので，Basedow病が疑われる場合は「TRAbまたはTSAb」の測定は診断に必須です．ちなみに，「TRAb」はTSHと受容体との結合阻害能をみるインビトロ検査で，検出感度は高いが，刺激活性の有無はわかりません．つまり，"阻害型TSH受容体抗体による甲状腺機能低下症"の場合にも陽性となりますし，刺激も阻害もしない，いわゆるニュートラル抗体かもしれません．ただ，甲状腺中毒症が確定していてTRAbが陽性の場合は，刺激型と考えるのが自然です．一方，「TSAb」は培養細胞を用いた刺激活性をみる生物学的検査です．明らかな高値であれば問題ありませんが，キットの正確性は±20％と添付文書にも記載されているように，基準範囲の上限値あたりの判定には注意が必要です．Basedow病ではさらに，"びまん性甲状腺腫を伴った甲状腺中毒症"を呈する無痛性甲状腺炎（自己免疫性甲状腺疾患を基礎疾患にすることが多い）との鑑別が重要ですので，「TgAbとTPOAb」の測定も行います．ただし，Basedow病も自己免疫性疾患であるので陽性になることがありますが，通常その抗体価はあまり高くありません．一方，橋本病ではTgAbやTPOAbの抗体価は弱陽性から強陽性まで千差万別です．一般に，抗体価が高いほど組織破壊が進み，低下症の場合が多い印象はありますが，必ずしも抗体価と機能は相関しません．ちなみに，「TgAbとTPOAb」の抗体価が非常に高く，TRAbが陽性の甲状腺中毒症（機能亢進症）は，Hashitoxicosisとよばれ，橋本病にBasedow病を合併したものと考えられています．Hashitoxicosisでは，機能亢進症は抗甲状腺薬の治療により，比較的速やかに改善されますが，甲状腺の余力が落ちているた

めと思われます．

5. FT3の測定が必要なとき

　FT3の測定はどんな時に必要でしょうか？　上述のように，甲状腺機能の判定は通常TSHとFT4で行いますので，FT3の出番は二の次です．そもそも，FT3の血中濃度は（FT4と比較して）低く，組織で働くFT3の80％はFT4から変換されますので，血中FT3の臨床的意義を疑問視する向きもあるほどです．通常，顕性甲状腺中毒症ではFT4高値で，ネガティブフィードバック機構によりTSH低値（中枢性は除く）となります．一方，FT4が正常でTSHだけが低値の場合は潜在性甲状腺中毒症といいますが，中に，(F) T3が高値の場合があり，"T3 toxicosis"といいます．無痛性甲状腺炎や亜急性甲状腺などの破壊性甲状腺中毒症では，甲状腺に豊富に蓄えられている (F) T4が血中に主に流出するため，通常はFT4優位の甲状腺中毒症となります．一方，Basedow病やPlummer病などの甲状腺機能亢進症では，(F) T4値と比べて (F) T3値が高くなることが多く，両者の鑑別の一助になるとされています．甲状腺内の脱ヨウ素酵素活性の変化によると考えられています．したがって，Basedow病の治療中にはFT4は低値になってしまっているのに，FT3が高値を維持している場合があります（したがって，TSHは低値です）．このような場合は，3者の数値を正常に持っていくために，抗甲状腺薬とLT4を併用することがあります．また，薬物療法におけるBasedow病の寛解率は (F) T3値が高いほど悪いこともわかっていて，治療経過を追ううえでもFT3の測定は有用です．一方，甲状腺機能低下症では，FT3の測定意義はあまりないと思います．(F) T3のみが低値を示す状態は，重症の"非甲状腺疾患 (non thyroidal illness)"において認められ，低T3症候群（low T3 syndrome）とかeuthyroid sick syndromeといいます．これは心不全，腎不全，肝硬変，糖尿病，摂食障害，悪液質などの全身性消耗性疾患に伴う甲状腺ホルモンデータの異常（T3の低値）で，本質的には甲状腺機能低下症ではありません．エネルギー消費を節約するための生体反応として，脱ヨウ素酵素活性が変化し，T4が非活性型の「リバースT3 (rT3)」に転換されること

によると考えられています．脱ヨウ素酵素とは，T4やT3からヨウ素を取り除く甲状腺ホルモン代謝酵素で，1型，2型，3型があり，1型と2型は主にT4をT3に，3型はT4をrT3に代謝します．非甲状腺疾患では1型活性が低下し，3型活性が上昇して血中のrT3が増加し，T3が減少して低T3症候群となります．全身状態の悪化に伴って，次第にT4も低下してきますが，原則としてTSHは正常です．その理由は，下垂体内の2型活性が正常〜亢進するのと，TRHの分泌が低下し，ストレスによるグルココルチコイドが増加するためと考えられています．低T3が高度なほど，（原疾患による）致死率が高いことがわかっています．特に，低（総）T4や低FT4に至る患者は生命予後が悪く，死亡率は，（総）T4値が5.0以上，3.0〜5.0，3.0未満（μg/dL）で，それぞれ15％，50％，84％とされています．低T4の場合は中枢性甲状腺機能低下症との鑑別が必要となってきます．低T3症候群では甲状腺機能低下症状はなく，原疾患に伴う症候が認められ，甲状腺ホルモンを補充する必要もありません．原疾患が軽快して全身状態が改善すればT3（とT4）は正常化し，低T3症候群は自然に解消されます．

6. SITSH など

甲状腺中毒症ではネガティブフィードバックによりTSHは通常低値となると述べました．逆に，血中甲状腺ホルモンが高いのに，TSHが抑制されず，正常〜高値の場合は不適切TSH分泌症候群（SITSH）といい，フィードバックの障害が考えられます．後に述べますように，おもな原因はTSH産生下垂体腫瘍や甲状腺ホルモン不応症（RTHβ）ですが，抗不整脈薬のアミオダロンは脱ヨウ素活性に干渉し，FT4高値，FT3低値となります（TSHは投与初期に上昇し，その後正常化します）．一方，甲状腺機能低下症ではTSHは通常高値となりますが，TSHが正常〜低値の場合は中枢性甲状腺機能低下症を疑って下垂体機能の評価を行います．FT4が基準値範囲内でTSHが低値のものは，潜在性甲状腺中毒症ですが，FT3が高値なら前述の"T3 toxicosis"で，潜在性ではなく顕性の甲状腺中毒症です．血中甲状腺ホルモンが正常でTSHが高値のものは潜在性甲状腺機能低下

症ですが，視床下部性甲状腺機能低下症や副腎皮質機能低下症でも同様の所見を示します．特に副腎皮質機能低下症は潜在性甲状腺機能低下症状態になりますので，不用意な甲状腺ホルモンの補充は副腎不全を誘発することがあるので注意しましょう．なお，Basedow 病や甲状腺機能低下症の治療過程において，一時的に紛らわしい数値の組み合わせを示すこともあります．FT4 や FT3 と TSH の非典型的な組み合わせを認めた場合は 1 カ月後に再検し，一過性の異常かどうかを確認することが必要です．

7. その他の血液検査の出番

　遊離ホルモンの測定はサイロキシン結合グロブリン（thyroxin-binding globulin: TBG）の影響を受けずに評価できるという点で総 T4 測定より推奨されるので，甲状腺機能の評価はおもに FT4 や FT3 と TSH で行うと言いました．保険収載の甲状腺関連測定項目には他にも総 T4，総 T3，サイロキシン結合能（TBC），TBG などがあります．これらの測定が必要な場面とはどんな時でしょうか？　甲状腺ホルモン検査は，T3 摂取率→T4，T3（フリー T4 インデックス: FTI）→FT4，FT3 と発達してきました．99％以上の血中 T4 や T3 は甲状腺ホルモン結合蛋白〔TBP: TBG, transthyretin（thyroxine-binding prealbumin: TBPA），アルブミン〕と結合していると述べました．TBG 量が一定であれば，甲状腺機能は TBG 結合部位の甲状腺ホルモン飽和状態に比例することから，T3 摂取率はその飽和状態を間接的に知る方法として開発されました．標識した T3 を血清に加え，TBG の不飽和部分に反応させたときの結合量をもとにして摂取率を算出し，甲状腺機能を推定します．甲状腺中毒症では飽和状態は高く T3 摂取率は大きくなり，甲状腺機能低下症では低く T3 摂取率は小さくなります．T3 と名前がついてはいますが，血中 T3 濃度と直接の関係はなく，不飽和 TBG 量から推定した総 T4 量を反映します．しかし，TBG 自体の増減を伴う疾患では，その影響を受けて総 T4 量を反映しません．その後，ラジオイムノアッセイによる総 T4 の測定が可能となりました．しかし，総 T4 も TBG の増減とともに増減します．そこで，総 T4 と T3 摂取率を掛け合わせて得られる"遊離 T4 インデックス（FTI）"が考案されました．

すなわち，FTIはTBGの増減をも考慮した甲状腺機能として利用されてきました．その後，遊離型ホルモンの測定が可能となりましたが，当初は透析法により測定され，手技が煩雑で一般には普及しませんでした．その後の測定法の発達により，ついに遊離型ホルモンのルーチン測定が可能となりました．しかし，測定キット発売当初は，特にFT3の血中濃度が微量（pg/mL）であるために，あまり信頼されておらず，FT4（ng/dL）と総T3（ng/mL）を用いる医師も少なくありませんでした．また，当時のキットは血中アルブミン値の影響を受けやすいという欠点もありました．そして，その後の数々の改良によってFT3の精度が向上した現在では，甲状腺機能はFT4とFT3で評価することが一般的となりました．それでも血中の干渉物質が検査結果に影響を及ぼすことがあります．たとえばSITSHなど，通常の甲状腺中毒症や甲状腺機能低下症とは異なる結果が出て判断に困った場合には，総T4や総T3値を参考にすることがあります．甲状腺ホルモン結合蛋白の異常（自己抗体や家族性異常アルブミン血症など）により，FT4やFT3値は総T4や総T3値と乖離するためです．逆に，総T4や総T3で甲状腺機能を判定する場合は，上述の理由からTBGをセットで測定する必要があります．TBGは，妊娠，経口避妊薬などのエストロゲン製剤の服用，先天性TBG増加症などで増加し，ネフローゼ症候群，重症肝疾患，先天性TBG欠損（減少）症などで減少します．家族歴などで甲状腺ホルモン結合蛋白の異常が疑われる場合にも測定されますが，日常診療ではその機会は多くありません．

8. 甲状腺の画像検査

多くの甲状腺疾患では，びまん性または結節性の甲状腺腫が認められると述べました．甲状腺腫の有無を触診で確認した後は，画像で確認します．甲状腺腫の画像診断では，甲状腺超音波検査（エコー）がファーストチョイスです．エコーは表層にある甲状腺の画像診断法として，最も鋭敏かつ簡便に施行できる非侵襲性の検査です．甲状腺疾患の診察の基本である触診所見を補うだけでなく，自身の触診所見を確認する検査としても大変有用です．エコーの画質は年々向上し，触診ではわからないような微小乳頭

表3 甲状腺エコー所見による良・悪性腫瘍の特徴

	主所見			副所見		
	形状	境界の明瞭性・性状	内部エコー	微細高エコー	境界部低エコー帯	エラストグラフィ
良性	整	明瞭・平滑	高～低 均質	(―)	整	軟
悪性	不整	不明瞭・粗雑	低 不均質	多発	不整・なし	硬

甲状腺超音波診断ガイドブック改訂第2版（日本乳腺甲状腺超音波診断甲状腺班）より

癌もエコー下穿刺吸引細胞診で診断されます．エコーはまた甲状腺重量を推定するのにも利用されます．エコーによる甲状腺体積の求めかたとして，

> 甲状腺体積＝右葉＋左葉＋峡部（両葉の5%）
> ＝π/6×（右葉：横径×縦径×厚み＋左葉：横径×縦径×厚み）×1.05

の計算式が利用されています．

　ドプラ処理により，甲状腺内部の血流状態を可視化することで機能を推測することが可能です．典型的には未治療Basedow病では甲状腺内部に火焔上の豊富な血流を認め，無痛性甲状腺炎では甲状腺内部の血流は甲状腺機能正常と比較しても低下しています．エラストグラフィ（組織弾性映像法）では，甲状腺内腫瘤の硬度を測定し，良・悪性鑑別の補助診断として利用されつつあります．表3に日本乳腺甲状腺超音波診断甲状腺班によるエコーからみた甲状腺癌の特徴を示します．

　上述のように，ルーチンの画像検査としては超音波検査が第一選択ですが，「甲状腺結節取扱い診療ガイドライン2013」では表4のような場合にCTやMRIが勧められています．

　甲状腺の画像検査として，シンチグラフィも利用されます．甲状腺シンチグラフィとしていくつかの核種が利用されていますが，甲状腺機能を推測するものとして^{123}Iと^{99m}Tcがあります．甲状腺ホルモンの原料がヨウ素であることから，^{123}Iシンチグラフィは甲状腺を視覚化し摂取率は数値化されます．^{99m}Tcはホルモンとして有機化はされませんが，Na-Iシンポー

表4 CT や MRI が有用な事例

① 結節内にリング状，板状，敷石状などの石灰化がみられ，その内部や背側の組織性状の評価が超音波検査で困難な場合
② 巨大甲状腺腫，縦隔内甲状腺腫など超音波検査で全体の観察が困難な場合
③ 気管切開後，喉頭全摘出術後，広範な頸部郭清術後など，超音波プローブの走査が困難な場合
④ 皮弁による再建術後など，解剖学的構造が大きく変化している場合
⑤ 凹凸のある甲状腺の体積の算出
⑥ 右鎖骨下動脈の起始異常に伴う反回神経の走行異常の評価
⑦ 異所性甲状腺の評価
⑧ 甲状腺癌で甲状腺被膜を超える浸潤が認められ，気管，食道，総頸動脈，内頸動脈，椎体などの周囲臓器への進展の程度や腫瘍の浸潤に伴う周囲臓器の変化の評価
⑨ 甲状腺癌で頸部の外側領域にリンパ節転移が疑われ，手術時にこれらのリンパ節廓清が考慮される場合，または，所属リンパ節以外の縦隔リンパ節，咽頭後（ルビエール）リンパ節，傍咽頭リンパ節などへの転移の評価
⑩ 甲状腺癌の遠隔転移の評価
⑪ 甲状腺未分化癌における進行度の評価

ター（NIS）を介してヨウ素と同様に甲状腺に取り込まれ，しかも，ヨウ素制限の必要がないという利点もあります．ただし，ヨウ素と比べて摂取率が低いために，NIS を発現している唾液腺も描出されてしまいます．一方，^{123}I は取り込まれた後，有機化されてさらに濃縮されるため，^{99m}Tc より ^{123}I の方が甲状腺摂取率は約 10 倍高くなり，シンチグラムでの判定は容易ですが，事前にヨウ素制限が必要です．普段は ^{123}I や ^{99m}Tc の摂取率は TSH により制御されていますので，TSH が高値の甲状腺機能低下症でも取り込まれます．一方，TSH が低値の甲状腺中毒症で甲状腺に摂取が認められる場合は，刺激抗体の存在（Basedow 病）や自律性分泌（Plummer 病）が考えられます 図1．また，先天性甲状腺機能低下症のひとつである NIS 遺伝子異常では，甲状腺と唾液腺のどちらにも ^{99m}Tc は取り込まれないため，その診断に用いられます．一方，ヨウ素の有機化障害の診断には ^{123}I シンチグラフィを用いたロダンカリ（パークロレイト）放出試験が必要です（保険未収載）．

^{123}I は Basedow 病のアイソトープ治療で ^{131}I の投与量を決定する際にも用いられます．上述のエコーによる計算方法か，^{123}I シンチグラフィを用いた以下の近似式（筆者考案）で，まずは甲状腺重量を推定します．

各論

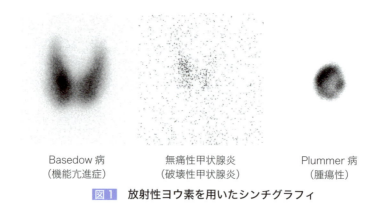

Basedow 病　　　　無痛性甲状腺炎　　　　Plummer 病
（機能亢進症）　　　（破壊性甲状腺炎）　　　（腫瘍性）

図1　放射性ヨウ素を用いたシンチグラフィ

甲状腺体積＝Y×(0.4−Y/1600)
*Y＝(右葉＋左葉)の面積×(右葉縦径＋左葉縦径)/2

次に，Marinelli-Quimbyの式を用いて以下のように投与量を決定します．

吸収線量(Gy)＝135×投与量(MBq)×24時間摂取率(％)×有効半減期
　　　　　(5.5〜5.9日)/〔3.7×甲状腺重量(g)×800〕
∴投与量(mCi)＝0.1×吸収線量(Gy)×甲状腺重量(g)/24時間摂取率(％)

　甲状腺重量が50g未満の場合は吸収線量が100 Gyになるように投与量を算出します．50g以上の場合は一律に外来での最高投与量である13.5 mCi（500 MBq）を用います（自験例より）．
　腫瘍シンチグラフィには^{201}Tlと^{67}Gaがあります．^{201}Tlシンチグラフィは，細胞診で濾胞性腫瘍と診断された場合，後期相で集積すれば濾胞癌が疑われるといいます．また，細胞診で癌と診断された場合の術前検査として全身検索に用いられます．^{67}Gaシンチグラフィは甲状腺未分化癌や悪性リンパ腫で高い集積を示します．しかし，橋本病や亜急性甲状腺炎，膿瘍にも取り込まれるため，これだけでは診断はできませんが，転移の検索や治療後の効果判定には有用です．最近では，^{18}F-FDG-PETが^{201}Tlや^{67}Ga

に取って代わりつつありますが，これも橋本病や腺腫に集積します．髄様癌の約半数はカテコラミン代謝を有し，^{131}I-MIBG シンチグラフィで描出されるため，転移・再発の検索に用いられます．^{131}I シンチグラフィは，乳頭癌や濾胞癌のような分化型癌の甲状腺全摘後に甲状腺ホルモンを中止した状態で，転移や再発の検出に用いられます．リコンビナントヒト TSH（rhTSH）の使用で，甲状腺ホルモンを中止せずに検査やアブレーションが実施できるようになりました．^{131}I が集積しない場合は^{201}Tl や^{18}F-FDG が集積することがあります．

9. 甲状腺機能異常症

甲状腺機能異常症は血中甲状腺ホルモンの過剰と不足に分けられます．まず，甲状腺ホルモンの過剰症は甲状腺中毒症といい，①甲状腺の機能が亢進する甲状腺機能亢進症，②炎症などで甲状腺細胞の破壊によって蓄えられていた多量のホルモンが血中に漏れ出した破壊性甲状腺炎，③外因性の甲状腺ホルモン（含有物）過剰摂取に大別されます．

10. 薬剤誘発性甲状腺機能異常

薬剤誘発性甲状腺機能異常とは被疑薬があり，その医薬品の中止により回復がみられるものと定義されますが，薬剤の中止や変更ができない場合も多く，実際には薬剤を使用したまま甲状腺機能異常の是正を試みます．薬剤による甲状腺中毒症と甲状腺機能低下症に分けられます．甲状腺中毒症は甲状腺ホルモン製剤の過剰投与・服用によるもののほか，それ以外の薬剤により惹起された破壊性甲状腺炎による甲状腺ホルモンの漏出と Basedow 病の誘発に分けられます．甲状腺機能低下症は抗甲状腺薬の過量以外に，薬剤による甲状腺での甲状腺ホルモンの産生や分泌の抑制，下垂体での TSH の産生や分泌の抑制によるものがあります．また，甲状腺ホルモン製剤の補充例では，薬剤による甲状腺ホルモンの腸管での吸収障害，代謝の促進，結合蛋白（TBG）の増加により機能低下症が生じることがあります．原因薬剤は多岐にわたり，その影響が一過性のものも少なくないことから，正確な発生頻度は不明ですが，たとえば，アンカロン®（ア

ミオダロン）の添付文書には，甲状腺機能亢進症 0.6％，甲状腺炎は頻度不明，甲状腺機能低下症 7.1％と記載されています．分子標的薬のスーテント®（スニチニブ）では，甲状腺機能亢進症 1.2％，甲状腺機能低下症 16.0％と，アミオダロンよりも高頻度です．免疫チェックポイント阻害薬のオプジーボ®（ニボルマブ）では，単独投与で甲状腺機能低下症（7.1％），甲状腺機能亢進症（3.1％），甲状腺炎（1.2％），ヤーボイ®（イピリムマブ）併用投与時では甲状腺機能低下症（16.2％），甲状腺機能亢進症（10.7％），甲状腺炎（3.7％），キイトルーダ®（ペムブロリズマブ）では甲状腺機能低下症（8.7％），甲状腺機能亢進症（4.9％），甲状腺炎（1.0％）とされています．インターフェロンの場合は甲状腺機能異常が 5％以上と記載されています．アミオダロン，インターフェロン，炭酸リチウム，highly active anti-retroviral therapy（HAART）療法，ゴナドトロピン放出ホルモン（gonadotropin releasing hormone: GnRH）誘導体などで，Basedow 病の発症が報告されていますが，中毒症のほとんどは破壊性甲状腺炎（無痛性甲状腺炎）です．薬剤性甲状腺機能低下症の頻度は，抗甲状腺薬，インターフェロン，アミオダロン，炭酸リチウム，抗てんかん薬，抗うつ薬で高いといわれています．症状・症候や検査データは甲状腺中毒症や甲状腺機能低下症に基づくものと同じです．甲状腺中毒症では FT4 高値・TSH 低値となり，甲状腺機能低下症では FT4 は低値ですが，甲状腺での甲状腺ホルモンの産生や分泌の抑制によるものでは TSH は高値，下垂体での TSH の産生や分泌の抑制によるものでは TSH は正常または低値となります．診断方法も通常の甲状腺中毒症（甲状腺機能亢進症や破壊性甲状腺炎）および甲状腺機能低下症と同じで，それに薬剤関与の可能性があるかないかということになります．甲状腺機能異常を示す頻度が比較的高いアミオダロンやインターフェロン，スニチニブでは，薬剤開始前ならびに投与中の甲状腺機能検査が必要です．

A ▶ 甲状腺ホルモン過剰症

　　　甲状腺中毒症とも言います．おおよその頻度順に Basedow 病，無痛性

甲状腺炎，亜急性甲状腺炎，妊娠性甲状腺機能亢進症，TSH産生下垂体腫瘍，詐病性甲状腺中毒症があります．このうち，Basedow病，妊娠性甲状腺機能亢進症，TSH産生下垂体腫瘍は甲状腺機能亢進症，無痛性甲状腺炎と亜急性甲状腺炎は破壊性甲状腺炎，詐病性甲状腺中毒症は外因性に甲状腺ホルモンを過剰摂取しているものです．

　甲状腺中毒症の鑑別診断の進め方としてはまず，女性では妊娠の有無を確かめましょう．妊娠性甲状腺機能亢進症は高濃度のヒト絨毛性ゴナドトロピン（hCG）によるTSH受容体の交叉刺激によるものです．甲状腺ホルモン薬の内服歴の聴取も重要です．輸入のサプリメントや漢方薬に甲状腺ホルモンが含まれていることがあります．TSH産生下垂体腫瘍では，TSHの抑制がないところが他の甲状腺機能亢進症と決定的に異なる点です．妊娠や甲状腺ホルモン薬の内服がないことを確認したら，甲状腺腫の有無を触診と超音波検査で確認します．Basedow病や橋本病ではびまん性甲状腺腫を，Plummer病や亜急性甲状腺炎では結節性甲状腺腫を認めます．痛みがなく結節性であればPlummer病が疑われ，びまん性であれば，Basedow病以外に，橋本病を基礎とした無痛性甲状腺炎を鑑別する必要があります．TRAbが陰性の場合（測定時間は約35分ですので，多くの場合でまずはこちらが選択されます），最近改良されたTSAbの感度が良好（他施設および自施設の検討でも）のようですので，それで（後日）再確認するのも一法です．ただ，添付文書上，正確性が±20％であることに注意が必要です．すなわち，TSAbはブタの甲状腺細胞を用いたバイオアッセイなので，ボーダーライン付近の数値はぶれる（偽陽性率や偽陰性の）可能性があるということです．以上の鑑別診断により，びまん性の甲状腺腫を認めるのにTRAbが陰性の場合はまずは無痛性甲状腺炎が疑われます．したがって，持続性の甲状腺機能亢進症か一過性の甲状腺中毒症（無痛性甲状腺炎などの破壊性甲状腺炎）かを確認するために，1カ月後に甲状腺機能（およびTRAbまたはTSAb）を再検します．破壊性甲状腺炎では甲状腺機能の自然回復がみられます．ただし，薬剤性の破壊性甲状腺炎では甲状腺中毒症が遷延することがありますので，薬剤の使用歴の聴取は重要です．インターフェロンやアミオダロン，分子標的薬や免疫チェック

ポイント阻害薬で多く報告されています．再検の結果，TRAb が再度（または TSAb も）陰性で機能亢進の持続を認めたら，放射性ヨウ素（またはテクネシウム）シンチグラフィを施行します．びまん性の取り込みがあれば TRAb 陰性の Basedow 病〔または家族性（遺伝性）の非自己免疫性甲状腺機能亢進症〕，結節性の取り込み〔hot nodule(s)〕があれば Plummer 病（AFTN：自律性機能性甲状腺結節や TMNG：中毒性多結節性甲状腺腫）と診断されます．非自己免疫性甲状腺機能亢進症とは TSH 受容体の機能獲得型（構成的活性化）変異により TSH 非依存性に TSH 受容体が活性化され，びまん性甲状腺腫を伴った先天性甲状腺機能亢進症のことです（診断には TSH 受容体の遺伝子解析が必要）．TSH 受容体は甲状腺上皮細胞（濾胞細胞）の細胞膜にある 7 回膜貫通型の G 蛋白共役受容体で，細胞外ドメインに TSH や抗 TSH 受容体抗体が結合すると，細胞内ドメインにその信号が伝わって，G 蛋白質は活性型となります．活性型 Gα はエフェクターとしてのアデニル酸シクラーゼ（AC）やイノシトールリン脂質ホスホリパーゼ C（PLC）を活性化します．AC はセカンドメッセンジャーとしてのサイクリック AMP（cAMP）を，PLC はイノシトール 3 リン酸（IP_3）やジアシルグリセロール（DAG）を合成します．cAMP はプロテインキナーゼ A（PKA）を，IP_3 はカルモジュリン依存性プロテインキナーゼ（CaMK）を，DAG はプロテインキナーゼ C（PKC）をそれぞれ活性化します．このようにして TSH は甲状腺濾胞細胞の増殖や分化を促進するのですが，機能獲得型変異をもった TSH 受容体は TSH 非依存性に甲状腺の増殖・分化を促進し，びまん性甲状腺腫を伴った機能亢進症を引き起こします（非自己免疫性甲状腺機能亢進症/先天性甲状腺機能亢進症）．

　甲状腺中毒症の典型的な症状・症候は，頻脈，甲状腺腫，神経質（いらいら），振戦，発汗増加（皮膚湿潤）です（診断の手引きより）．私たちの調査では，「動悸，息切れ，体重減少，振戦」の 4 項目が甲状腺中毒症を診断する上で最も有用な症状でした．しかし，高齢者では症状・症候に乏しく，甲状腺腫の程度も概して軽度です．食欲は逆に減退し，しばしば，心房細動や心不全などの合併症から発見されます．一方，小児では学力低下，身長促進，落ち着きのなさなどが診断のきっかけになります．特に，

体重減少ではなく「成長に伴う体重増加」が止まることに注意します．甲状腺中毒症に伴う多くの症状は交感神経の刺激症状に類似していますが，基礎代謝の亢進に基づいています．脂質・糖・アミノ酸代謝などのエネルギー代謝や骨代謝，薬物代謝にも影響します．したがって，市販薬の添付文書には大抵「甲状腺機能異常の方は医師に相談してください」との記載があります．甲状腺ホルモンの直接作用として末梢の熱産生が亢進し，体温は上昇します．Basedow病で微熱をきたす所以です．酸素消費量は増加し，易疲労や息切れの原因となります．心収縮力と心拍数は増加，循環血液量が増大し前負荷は増加しますが全身の血管抵抗は減少し後負荷は減少，その結果，心拍出量は増大します．したがって，脈圧の増大を伴った収縮期高血圧，洞性頻脈（安静時・睡眠中・労作時），上室性不整脈，心房細動（2〜15％），前胸部拍動・心拡大から心不全（心拍数依存性）をきたすこととなります．甲状腺中毒症の眼症状としてよくみられる上眼瞼の後退はMüller筋が異常収縮して上眼瞼が後退したもので，眼瞼浮腫や眼球突出，複視をきたすBasedow眼症とは別に考えます．

　甲状腺中毒症では筋力の低下も認めます．「甲状腺中毒性ミオパチー」は時に筋痛を伴う近位筋優位の筋力低下で，稀には呼吸筋も侵されます．筋細胞内代謝やエネルギー利用の増大，蛋白分解（異化）の亢進，エネルギー利用効率の低下によると考えられています．「甲状腺中毒性周期性四肢麻痺」は左右対称で下肢，近位筋優位の筋力低下で，知覚や意識に異常はありません．周期性四肢麻痺は発作時の血中K値によって，低K性，正K性，高K性に分類されていますが，甲状腺中毒症に伴うものはおもに低K性です．40歳までの若年男性に多く，女性は男性の5％です．テストステロンが関係していると考えられています．甲状腺ホルモン過剰状態で，高炭水化物食摂取や飲酒，激しい運動後に起こりやすく，数時間〜数日間持続して自然に軽快します．発作時はアルカローシスを伴わない低K血症を呈し，尿中K排泄は低下しているのが特徴です．また，非発作時の血中K値は正常です．高インスリン血症やCaチャネル活性の低下を伴う筋肉のイオンチャネルの障害(チャネロパチー)と考えられています．すなわち，甲状腺ホルモンによるNa-K-ATPase活性化がインスリン作用を増強する

ことでKが血中から細胞内へシフトし，筋細胞膜の静止電位が進行性に脱分極して発症すると想定されています．

1. 薬剤誘発性甲状腺中毒症

　甲状腺機能低下症の治療薬である甲状腺ホルモン製剤を過剰に服用すると，当然のこととして甲状腺中毒症となります．このとき，T4製剤服用の場合はFT4，FT3がいずれも上昇します．しかし，T3製剤やT3含有製剤（動物の乾燥甲状腺製剤など）服用の場合は，TSHとFT4は抑制され，FT3が高値となって甲状腺中毒症が起こるので注意が必要です．また，甲状腺ホルモンを知らずに服用して甲状腺中毒症をきたす場合があります．自ら大量の甲状腺ホルモンを服用することもあり，詐病性（作為的）甲状腺中毒症（factitious thyrotoxicosis）といいます．わが国で認可されている漢方薬には甲状腺ホルモンを含有したものはありませんが，海外からの個人輸入などの「やせ薬」に甲状腺ホルモンが含まれているものがあるので問診では注意が必要です．血中のTg低値は詐病性（作為的）甲状腺中毒症に特徴的という向きもありますが，実際には未治療Basedow病でも低い場合が少なくないので必ずしもあてになりません．詐病性（作為的）甲状腺中毒症ではTRAbは陰性で，シンチグラフィで甲状腺は写りません．

　抗不整脈薬のアミオダロンや肝炎治療薬のインターフェロンが破壊性甲状腺炎やBasedow病発症による甲状腺中毒症を引き起こすことがあります．メカニズムの詳細は不明ですが，アミオダロンではFT4高値，FT3低値となることが知られています．TSHは投与初期に上昇し，その後正常化へ向かいます．アミオダロンでは含有される大量のヨウ素（37.2 mg/錠），インターフェロンでは免疫系への影響が考えられています．

　治療は外因性の甲状腺ホルモンによる場合はそれを中止します．アミオダロンやインターフェロンなどによる場合は，破壊性甲状腺炎とBasedow病の発症で対処が異なります 表5．破壊性甲状腺炎ではβ遮断薬による対症療法で経過をみますが，炎症が持続し甲状腺中毒症が遷延するときは副腎皮質ホルモン薬（ステロイド）を用います．ただし，ステロイドの使用にあたっては，アミオダロンでは心臓専門医，インターフェロンでは

> **表5** アミオダロン誘発性甲状腺機能異常症
>
> ■アミオダロン誘発性甲状腺中毒症（amiodaron induced thyroitoxicosis：AIT）
>   ヨウ素摂取量の多い日本ではほとんどが2型．
>   AIT1型：Basedow病タイプの甲状腺機能亢進症．抗甲状腺薬で治療．
>   AIT2型：無痛性甲状腺炎タイプの破壊性甲状腺炎．ステロイドホルモン薬で治療．
>
> ■アミオダロン誘発性甲状腺機能低下症（amiodaron induced hypothyroidism：AIH）
>   甲状腺ホルモン薬を補う．

肝臓専門医との連携が必要です．Basedow病発症の場合は原疾患のため手術療法が行えないことが少なくないので，薬物療法かアイソトープ治療（^{131}I内用療法）を行います．原因薬剤は中止できないことも多く，病態に応じた柔軟な対応が要求されます．

2. 甲状腺機能亢進症（狭義）

甲状腺中毒症のうち，実際に甲状腺の働きが「亢進」しているものを狭義の甲状腺機能亢進症として，ここでは別個に扱います．

1）Basedow病

Basedow病の頻度は約400人に1人，男女比は1：2（以上）と，女性に多い甲状腺機能亢進症の代表的な疾患です．したがって，臨床現場では甲状腺機能亢進症と同義のように用いられることもありますが，前述のように甲状腺機能亢進症にはほかにPlummer病，妊娠性甲状腺機能亢進症，TSH産生下垂体腫瘍などがあります．Basedow病は自己免疫性甲状腺機能亢進症と言い換えることができます．遺伝因子（多因子）に環境因子（ストレスなどによるエピジェネティック因子）が加わって，甲状腺刺激抗体（TSAb）が血中に出現し，無制限に甲状腺濾胞細胞のTSH受容体を刺激して，甲状腺ホルモンの合成と分泌が高まる臓器特異的自己免疫疾患です．TSAbはTBII（TRAb）としても測定できます．TSAbやTRAbも，甲状腺ホルモン測定キット同様にどんどん改良されてきています．第3世代TRAb（ECLIA法）は前述のように汎用機器を利用した迅速測定が可能

です．第2世代TRAb（RRA法）と同様に，（％表記ではなく）国際単位が採用されていますが，カットオフ値の解釈には少しの注意が必要です．すなわち，第3世代は無痛性甲状腺炎とのカットオフ値を2.0 IU/L未満としています（測定感度は0.3 IU/L未満）が，第2世代の上限は健常人を対照として1.0 IU/L未満と設定しています．つまり，1.0〜2.0 IU/Lの値は第3世代TRAbでも陽性である可能性が高いと私は考えています．さて，自己抗体による刺激の結果，Basedow病では甲状腺はびまん性に腫大し，しばしば血管雑音を聴取します．その他，一部の患者ではBasedow（甲状腺）眼症や限局性粘液水腫（localized myxedema）を認めますが，自己抗体による異所性刺激によると考えられています（後述）．「甲状腺腫，眼球突出，頻脈」はMerseburgの3徴といいます．

　日本甲状腺学会が発表している「Basedow病の診断ガイドライン」では，甲状腺中毒症所見（頻脈，体重減少，手指振戦，発汗増加など），びまん性甲状腺腫，眼球突出（または特有の眼症状）の3つのうち1つ以上があり，FT4またはFT3のいずれかまたは両方高値，かつTSH低値（0.1 μU/mL以下）で，

- 甲状腺中毒症が3カ月以上続く場合は「Basedow病の疑い」．
- 抗TSH受容体抗体（TRAb，TBII）またはTSAbが陽性であれば「確からしいBasedow病」．
- 放射性ヨウ素（または^{99m}Tc）甲状腺摂取率が高値で，シンチグラフィにびまん性に写れば「Basedow病」．

と診断されます．

小児慢性特定疾病24　バセドウ（Basedow）病
小児慢性特定疾病23　甲状腺機能亢進症〔バセドウ（Basedow）病以外〕

　アルカリホスファターゼ（ALP）が参考になるのは，甲状腺中毒症の持続期間を反映するからです．ALPの高値は骨型ALPの上昇によります．ただし，いずれの所見も絶対ではありません．比較的という程度です．唯一，確定的であるのは，確定診断のための必須項目である，放射性ヨウ素

（またはテクネチウム）シンチグラフィによる甲状腺摂取率の増加です．すなわち，抗TSH受容体抗体による甲状腺機能亢進症（つまりBasedow病）であれば，TSHが感度以下でも甲状腺が描出され，摂取率は亢進します．一方，無痛性甲状腺のような破壊性甲状腺炎ではTSHは抑制されていて甲状腺ホルモンの合成は止まっており，甲状腺は描出されず，摂取率は低下します．ただ，稀ですが，TSH受容体自体の機能獲得型（構成的活性化）遺伝子変異による家族性の非自己免疫性甲状腺機能亢進症では，放射性ヨウ素（または^{99m}Tc）甲状腺摂取率が高値でシンチグラフィにびまん性に描出されますが，TRAbやTSAbは陰性です．未治療Basedow病では，多くの場合，エコーのドプラ検査で火焔状の血流増加がみられるので診断の参考になります．ただ，血流の多さは必ずしも機能の高さを反映しているわけではないため例外も存在し，シンチグラフィの診断能には及びません．

　Basedow病では特有の眼症状を呈します．眼症状として高頻度（50〜70%）にみられるのは上眼瞼の後退です．過剰な甲状腺ホルモンによる交感神経の過緊張の結果，Müller筋が異常収縮して上眼瞼が後退し，虹彩の周りに強膜が見えます（Dalrymple徴候）が，これは甲状腺機能の正常化とともに軽快します．一方，眼瞼腫脹，眼球突出，複視などの眼症を認めるものはBasedow病眼症または甲状腺眼症とよばれ，10〜20%の頻度で合併します．Gräfe徴候（下方視で，上眼瞼の下降が遅れるために上眼瞼と虹彩の間に強膜がみえる），Stellwag徴候（瞬目の減少），Möbius徴候（輻輳障害）を認めます．甲状腺眼症はBasedow病や稀に橋本病に伴ってみられる眼窩組織（眼瞼，涙腺，外眼筋，球後脂肪組織）の自己免疫性の炎症性疾患と定義されています．眼球突出はBasedow病に特有の症状であるので，認めれば臨床的にBasedow病の可能性が高いと言えます．重症になると複視や視力障害をきたします．重症度はNOSPECSで，活動性はクリニカル・アクティビティ・スコア（CAS）やMRIのshort inversion time inversion recovery（STIR）法などで評価します．眼球突出度はHertelの眼球突出計で測定します．Basedow病眼症の原因はいまだに明らかではありませんが，多くの眼症患者ではTRAbや甲状腺刺激抗体（thyroid-stimulating antibody：TSAb）が高値を示します．しかし，別

途，眼窩組織に対する抗体が存在していると考える研究者もいます．甲状腺機能が正常の Basedow 病眼症を euthyroid Graves 病，甲状腺機能が低下している眼症を hypothyroid Graves 病といいます．Basedow 病眼症のリスクファクターとして，①喫煙（喫煙が眼症の程度に関係する），②アイソトープ治療（^{131}I 内用療法を行うと，甲状腺の破壊により一時的に TRAb が上昇し，眼症が悪化することがある），③甲状腺機能低下症（Basedow 病の治療中に甲状腺機能が低下すると，上昇した TSH が眼症を悪化させることがある），があげられています．粘液水腫とは圧痕を残さない皮膚の膨隆で，自己免疫機序によるグリコサミノグリカン（ムコ多糖）の沈着です．典型的な限局性粘液水腫（限局性に皮膚が硬く盛り上がり，毛孔が開いて，オレンジの皮のようになる）はわが国では稀ですが，下腿全体が硬く腫れる前脛骨粘液水腫は比較的よくみられます．眼球突出（exophthalmos），前脛骨粘液水腫（pretibial myxedema）と肥大性骨関節症（osteoarthropathy，ばち状指）を伴ったものを EMO 症候群といいます．

　Basedow 病による甲状腺機能亢進症では長期間続く甲状腺中毒症の結果として，一般血液検査では低コレステロール，低クレアチンキナーゼ（CK），高 ALP 血症を認めます．甲状腺ホルモンは，主に低比重リポ蛋白（LDL）受容体遺伝子を刺激して LDL-コレステロールを低下させます．また，主にアポ A-I 遺伝子を介して高比重リポ蛋白（HDL）-コレステロールに，主にリポ蛋白リパーゼを介して中性脂肪に影響します．この結果，甲状腺中毒症では HDL-コレステロール低下や中性脂肪の上昇がみられます．CK の低下は主に腎クリアランスの増加によります．ALP の上昇は骨代謝の亢進によるもので，アイソザイムは主に骨型です．したがって，ALP の上昇は甲状腺中毒症が数カ月間持続してから認められるため，無痛性甲状腺炎などの一過性の甲状腺中毒症との鑑別の手がかりになるといいました（成長期では生理的に ALP が高いので要注意です）．甲状腺中毒症では破骨細胞と骨芽細胞がともに刺激され，リモデリング周期は半分に短縮し，閉経後と同様，高回転型となりますので，甲状腺機能亢進症が持続すると約 10％の骨量減少が生じます．甲状腺中毒症では主に皮質骨の骨密度が低下し，大腿骨頸部骨折のリスクが有意に上昇します．また，肝機

能異常もしばしば認められます．甲状腺ホルモンの上昇に伴う白血球の減少と合わせて，抗甲状腺薬の副作用と混同しないように治療前のチェックは必須です．さらに，食物の吸収が早くなり食後30〜60分の早期に高血糖になります（oxyhyperglycemia）．ただし，Basedow病に1型糖尿病を合併することも少なくありませんので〔自己免疫性多内分泌腺症候群（autoimmune polyglandular syndrome：APS）〕，糖尿病の病型診断は重要です．

FT4やFT3は高値となり，ネガティブフィードバックによって下垂体からのTSHの合成と分泌はシャットアウトされて血中TSHは感度以下となります．前述のように，甲状腺中毒症はTSHとFT4で診断しますが，一部の甲状腺機能亢進症ではFT3のみ高値のT3 toxicosisという病態（甲状腺内の脱ヨウ素酵素活性の変化による）があるため，FT3も測定しておきます．さらにFT3は，抗甲状腺薬による治療抵抗性の指標になります．TSHは最も鋭敏で，FT4やFT3が基準値範囲内にあっても，それらを正常に調節するためにまず変動します．すなわち，Basedow病による甲状腺機能亢進症では甲状腺中毒症が軽度であればTSHだけが低下します．その場合でも，持続性を反映してTSHは測定感度以下に低下しているのがポイントです（潜在性甲状腺機能亢進症）．一方，無痛性甲状腺炎や亜急性甲状腺炎などの破壊性甲状腺炎の初期に受診すると，FT4が非常に高値でもTSHは測定感度以上のことが多いのは，TSHの抑制に一定の期間を要するためです．また，甲状腺クリーゼのように重篤な状態では低T3症候群の状態になり，FT4が非常に高いのにFT3は高くないという現象が生じます．

Basedow病ではTRAbやTSAbが陽性になります．ただ，保険診療上の算定はどちらか一方に制限されています．保険点数はTSAbのほうが高いですが，バイオアッセイなので日数がかかることと，測定精度のためボーダーライン付近の評価には注意が必要です．TgAbやTPOAbはBasedow病でも陽性になりますが，数値は高くありません．したがって，TgAbやTPOAbが強陽性の場合はBasedow病と橋本病の合併（Hashitoxicosis）を考えます．橋本病を合併したBasedow病は治療によって機能低下症に

なりやすいと言えます．ドプラエコーで見ると甲状腺内の血流は増加し，シンチグラフィでは^{123}Iや^{99m}Tcの甲状腺への取り込みが増加し，(TSHが抑制されているにも関わらず)甲状腺だけが写し出されます(無痛性甲状腺炎と対照的)．

① **Basedow病の鑑別疾患**

　第一に鑑別すべき疾患は無痛性甲状腺炎です．無痛性甲状腺炎では通常，甲状腺中毒症は3カ月以上持続せず，TRAbやTSAbは陰性で，放射性ヨウ素(または^{99m}Tc)甲状腺摂取率は低値になります．成人では血清ALP高値は「3カ月以上続く場合」の状況証拠になりますが，インターフェロンやアミオダロンなどの薬剤誘発性甲状腺炎の一部では，甲状腺の破壊が3カ月以上持続することがあるので注意が必要です．TRAbは破壊性甲状腺炎でも一過性に陽性になることがあります(破壊された甲状腺組織の一部が抗原となって一時的に抗体が産生されるため．したがって，TSAbは陰性です)．また，稀ですが，薬剤誘発性のBasedow病もあります．特に，アミオダロンの場合は含有する大量のヨウ素(1錠中に37.2 mg)のために放射性ヨウ素甲状腺摂取率が低値になるので鑑別は難しくなります．出産後甲状腺炎は出産後1年以内に生じる無痛性甲状腺炎ですが，出産後にはBasedow病の発症や再燃も少なくないのでこちらも難儀です．Basedow病の既往があればTRAbは出産後甲状腺炎の発症前から陽性であったかもしれません．授乳中にシンチグラフィを行う場合は一時的な断乳が必要です(^{99m}Tcの場合は2〜3日間)．亜急性甲状腺炎も破壊性甲状腺炎ですが，有痛性のため鑑別は比較的容易です．しかし，高齢者などで発熱や疼痛が顕著でない場合は注意が必要です．中毒性結節性甲状腺腫(Plummer病)でも持続性の甲状腺機能亢進症になりますが，中毒症の程度は軽いことが多いです．前述の非自己免疫性甲状腺機能亢進症は稀です．どちらもTRAbやTSAbは陰性です．

② **Basedow病の治療**

　a) 薬物療法

　Basedow病の治療法には，薬物療法，アイソトープ治療(^{131}I内用療法)，手術療法の3つの選択肢があります．甲状腺の部分切除は100年以

上前から，アイソトープ治療は1941年から行われていて，どちらも効果と安全性が確立された治療法です．腫大した甲状腺の体積を減らす目的で行われ，甲状腺機能亢進症は早期に是正できます．しかし，疾患の原因であるTRAbは残存しますので，全摘しない限り再発の可能性は残ります．したがって，これらの治療では最初から甲状腺機能低下症を目標とする場合が多く，術後の甲状腺ホルモン薬の補充が必要になります．抗甲状腺薬の原型（チオウレアとチオウラシル）も1940年代に見出されていて，現在日本ではチアマゾール（MMI）とプロピオチオウラシル（PTU）が使用できます（海外にはカルビマゾールというMMIのプロドラッグがあります）．どちらもTPOによるTgのチロシン残基のヨウ素化を特異的に阻害し，甲状腺ホルモンの産生と分泌を抑制することにより，血中の甲状腺ホルモンを徐々に下げます．以上の手術，アイソトープ治療，抗甲状腺薬治療の3つの方法から，それぞれの長所と短所を考慮・説明し，症例ごとに治療法を選択します．生涯に及ぶ薬物治療の費用は，手術費用を上回ると計算されています．また，TRAbの低下は抗甲状腺薬の特異的作用ではなく，手術後でも同様にみられます．一方，破壊による抗原曝露のため，アイソトープ治療後のTRAbは一度上昇してから低下し，その時期に一時的に眼症が悪化することがあります．

MMI（メルカゾール®）とPTU（チウラジール®，プロパジール®）のどちらを用いるかという問題があります．ガイドラインでは，効果（MMI＞PTU），副作用（MMI＜PTU，特にPTUは重症の肝障害やANCA関連血管炎の頻度が高い），半減期（MMI＞PTU）＝コンプライアンスを勘案して，MMIが第一選択薬とされています 表6．ただし，MMIには催奇形性

表6　MMIとPTU

1．MMIのほうがPTUより早く甲状腺ホルモンを正常化できる(最終的な治療効果に差はない)．
2．MMI 5〜15 mg/日の少量投与はMMI 30 mg/日やPTUより安全（副作用の発現頻度は，MMIでは投与量に関連するがPTUでは関係しない）．
3．MMIは1日に1回の投与で有効であるがPTUは分割投与が必要（MMIとPTUの薬価は同じ）．

表7 無機ヨウ素の使い方

1. Basedow 病では，Wolff-Chaikoff 効果は強く現れ，エスケープが起こりにくいため，長期間使用できる場合がある（同様の理由で，橋本病ではヨウ素の過剰摂取により機能低下症が遷延する）
2. 通常の Basedow 病の初期治療として，MMI 6 錠/日より MMI 3 錠＋ヨウ化カリウム 1 丸/日の方が早期の改善に有効であったとの報告
3. ヨウ素薬（ヨウ化カリウム丸または内用ルゴール液）をヨウ素換算で 40〜80 mg 程度（ヨウ化カリウム丸 1 丸中には 37.2 mg のヨウ素を含有するので 1〜2 丸/日）を投与
4. 副作用としては稀に皮疹がみられる．
5. 抗甲状腺薬同様，破壊性甲状腺炎には無効

が報告されていて，妊娠希望時に限って（特に，妊娠初期に）は PTU が用いられます．

　MMI の標準用量は 1 回 3 錠 1 日 1 回，半減期が短い PTU では 1 日量として 300 mg（6 錠）を 3 回で分服します．抗甲状腺薬は，ステロイドの使い方と同様，初期量を多くして漸減していく方法をとります．甲状腺中毒症が高度の場合（FT4 や FT3 が測定上限以上の場合などで）は，MMI 30 mg（3 錠を 1 日 2 回服用）で始めますが，副作用の発現頻度が上がるため，MMI の量を増やす代わりに無機ヨウ素（ヨウ化カリウム丸 [50 mg] を 1〜2 丸）を併用することで，同等（以上）の効果（血中甲状腺ホルモン濃度の早期低下）が得られます 表7．ヨウ素は甲状腺ホルモンの原料として必須の成分ですが，大量の無機ヨウ素をヒトや動物に投与すると逆説的に甲状腺機能（有機化を阻害し，甲状腺ホルモンの合成・分泌）が抑制される現象（発見者の名をとって Wolff-Chaikoff 効果とよばれています）が古くから知られており，これを利用しています．正常甲状腺では投与後 24 時間以内に効果が現れます．したがって，甲状腺クリーゼでは，急速に甲状腺機能を抑制するために抗甲状腺薬と併用します．しかし，その効果は長続きせず，7〜10 日ほどで切れてしまいます（エスケープ現象）．ただ，Basedow 病や橋本病のような自己免疫甲状腺疾患では，この現象が起こりにくいとされています．実際，副作用のため抗甲状腺薬が使用できない患者で，無機ヨウ素だけで長期間のコントロールができる場合があります．また，橋本病において昆布などのヨウ素の過剰摂取が持続性の甲状腺

機能低下を引き起こすのも同じ理由と考えられます．一方で，ヨウ素は甲状腺ホルモン合成の原料ですから，これを補充することは合成を促すことになりますので，長期的には甲状腺は腫れてきます．実際，長期間の無機ヨウ素の使用により甲状腺腫が増大するケースがあり，ガイドラインでは長期の使用は勧められていません．抗甲状腺薬による治療は手軽ですが，甲状腺機能に合わせた用量のこまめな調整が必要なこと，いずれの抗甲状腺薬も古い薬で副作用が多いこと，特に重症肝障害や無顆粒球症などの重篤な副作用の恐れがあること，治療が年余にわたることなどのデメリットも少なくありません．また，抗甲状腺薬によって一旦治癒しても，遺伝因子（いわば体質）は変わりませんので，環境因子によっていつ再発するかもしれません（このため，治癒とは言わず寛解という言葉を使います）．

　抗甲状腺薬の副作用には，軽度なものと重大なものがありますが，ほとんどの副作用は服用開始3カ月以内に起こります．したがって，治療開始後少なくとも3カ月間は副作用のチェックのために原則として2週毎の診察が必要です．血中FT4，FT3が正常化（TSHは感度以下のままでよい）したら，抗甲状腺薬を減量し，以後甲状腺機能を正常に維持しつつ投薬量を漸減していきます．6カ月間以上，TSH値を含めて甲状腺機能が正常に保たれていれば中止を検討します．ガイドラインでは，薬物治療期間は2年を目安とし，減量・中止の目処が立たないものについてはほかの治療法への切り替えを考慮するとされていますが，現実には2年で中止するのは至難の技です．抗甲状腺薬治療で寛解しやすいのは甲状腺機能亢進の程度が軽く甲状腺腫が小さいもので，機能亢進が強く甲状腺腫が大きいものは寛解しにくいです．また，血清T3/T4比が高値を持続するものや，抗TSH受容体抗体価が経過中に低下しないか変動するものは寛解しにくいといわれています．さらに，若年者の方が寛解しにくいようです．喫煙，精神的ストレスは予後悪化の因子です．抗甲状腺薬の最少量（隔日に1錠）で6カ月間以上，TSH値を含めて甲状腺機能が正常に保たれた状態で中止した場合の寛解率は80％です．TRAbが中止時に陰性でも約3割は再発し，逆に陽性でも約3割が寛解するというデータがあります．

　抗甲状腺薬の副作用 表8 でもっとも多いのは痒疹（蕁麻疹）ですが，抗

表8 抗甲状腺薬の副作用

①軽度の副作用
 i）皮疹（蕁麻疹）が最も多い（約5%）．抗ヒスタミン薬で改善しないときは，もう一方の抗甲状腺薬に変更する．蕁麻疹がひどい場合には副腎皮質ホルモン薬（ステロイド）を使う．
 ii）未治療のBasedow病では軽度の肝機能異常がみられることがあるので，必ず抗甲状腺薬投与前に肝機能（AST，ALT，γ-GTP，総ビリルビンなど）をチェックしておく（治療前の黄疸は甲状腺クリーゼを示唆する）．治療後に肝機能の悪化を認めたら慎重に経過をみる（一過性の肝障害は甲状腺機能の改善時にもみられるためである）が，ALTが正常上限の3倍以上に悪化する場合はウイルス性肝炎など別の肝障害との鑑別を行うとともに抗甲状腺薬を中止し，ほかの治療に切り替える．
 iii）筋肉痛・関節痛，発熱などの症状が出現した場合はもう一方の抗甲状腺薬に変更するが，重大な副作用の初期症状の可能性もあるので，薬剤以外の治療が望ましい場合がある．

②重大な副作用
 i）無顆粒球症（好中球数＜500/mm^3）の頻度は0.1〜0.5%である．未治療Basedow病では白血球数4,000/mm^{3}未満の症例が10%にみられるので，抗甲状腺薬投与前に白血球数と好中球数を検査しておく．無症状で見つかる無顆粒球症もあるので，治療開始後少なくとも3カ月間は2週間おきに白血球数と好中球数を調べるが，突然発症することがあるので，患者にも，発熱などの症状があれば医療機関を受診して白血球を調べてもらうように伝えておく．無顆粒球症と診断したら，直ちに抗甲状腺薬を中止し無機ヨウ素に変更する．白血球数が戻ったら薬剤以外の治療に切り替える．交差反応があるので，もう一方の抗甲状腺薬も使用すべきではない．発熱などの感染症状があれば，感染症に対する強力な治療が必要である．
 ii）重症肝障害の頻度は0.1〜0.2%で，PTUの方が起こしやすいが，MMIでの死亡例も報告されている．直ちに抗甲状腺薬を中止し無機ヨウ素に変更する．肝機能が落ち着いたら手術かアイソトープ治療を行う．
 iii）多発性関節炎の頻度は1〜2%である．検査所見に特徴的なものはなく，症状が決め手となる．抗甲状腺薬中止により通常4週間以内に症状が消失する．非ステロイド系抗炎症薬（nonsteroidal antiinflammatory drug：NSAIDs）を投与する．ステロイドも使用するが症状の改善が早まるというエビデンスはない．
 iv）抗好中球細胞質抗体（anti-neutrophil cytoplasmic antibody：ANCA）関連血管炎症候群の頻度は0.01%と稀である．ほかの副作用と異なり，服用開始後1年以上で起こる．PTUに起こりやすいので，PTUを1年以上投与している例では特に注意が必要である．PTUの長期投与例における抗好中球細胞質ミエロペルオキシターゼ（MPO-ANCA）の陽性頻度は4〜40%と報告されているが，抗体陽性だけでは治療の対象にはならない．発熱，関節痛，筋肉痛，風邪症状などの出現に注意し，検尿，CRP，クレアチニン，MPO-ANCAを測定する．症状・症候の出現が疑われたら，直ちに抗甲状腺薬を中止して無機ヨウ素に変更後，手術かアイソトープ治療を行う．急速進行性糸球体腎炎（rapidly progressive glomerulonephritis：RPGN）を発症し急速に腎不全に陥ることがある．
 v）その他の副作用として，再生不良性貧血，インスリン自己免疫症候群（MMIのみ）が報告されている．また，ヒトT細胞白血病ウイルス（human T cell leukemia virus：HTLV）-I陽性のBasedow病にMMIを投与してHTLV-I関連ぶどう膜炎（HTLV-I associated uveitis：HAU）になったとの報告がある．いずれの重大な副作用でも直ちに抗甲状腺薬を中止し，専門医に相談する．

（バセドウ病治療ガイドライン2011より抜粋）

アレルギー薬で対処できる場合はこれを併用して継続するか，もう一方の抗甲状腺薬に変更します．一方，もっとも注意が必要な副作用は無顆粒球症で，約500人に1人の割合で発症します．重篤な副作用で，その治療には副作用救済制度が適用されますが，上述の2週間に一度のチェックをキチンとしていなければ適用されませんので，注意が必要です．また，顆粒球症の発症には遺伝的な素因が関係すると考えられていて，その研究が進められています．MMIとPTUの間で50％の交叉性があるとされているため，無顆粒球症発症時の抗甲状腺薬の変更は禁忌です．

主にPTUの長期投与による副作用であるANCA関連血管炎について少し説明します 表9．小血管炎はANCA関連血管炎と免疫複合体性小血管炎に分類されました．ANCA関連血管炎は，ANCA（anti-neutrophil cytoplasmic antibody，抗好中球細胞質抗体）と関連した毛細血管や細動静脈などの小血管の壊死性血管炎です．ANCAには核周囲が染まるp-ANCA（perinuclear-ANCA）と，細胞質が染まるc-ANCA（cytoplasmic-ANCA）があります．p-ANCAの代表的な抗原はMPO（myeloperoxidase），c-ANCAの代表的な抗原はPR3（proteinase 3）です．ANCA関連血管炎は，顕微鏡的多発血管炎（microcscopic polyangitis：MPA），多発血管炎

表9 ANCA関連血管炎

1．組織学的に証明された血管炎（壊死性糸球体腎炎を含む），または肉芽腫形成（動脈壁内や血管周囲や血管外の肉芽腫性炎症）
2．PR3-ANCAまたはMPA-ANCAが陽性（間接免疫蛍光法でも可）
3．血管炎または肉芽腫が強く示唆される特徴的所見

徴候を説明する他の疾患でないこと．特に以下の疾患を除外
 ①悪性腫瘍
 ②感染症（B型肝炎，C型肝炎，HIV，結核，亜急性細菌性心内膜炎）
 ③薬剤性（ヒドララジン，プロピルチオウラシル，コカイン，アロプリノール）
 ④二次性血管炎（リウマトイド血管炎，SLE，シェーグレン症候群，結合組織病）
 ⑤ベーチェット病，高安動脈炎，巨細胞性動脈炎，川崎病，クリオグロブリン血症，IgA血管炎，抗GBM抗体関連疾患
 ⑥血管炎類似疾患（コレステロール塞栓症，小動脈石灰化によるカルフィラキシス，劇症型抗リン脂質抗体症候群，心房粘液腫）
 ⑦サルコイドーシスと他の非血管炎性肉芽腫性疾患

性肉芽腫症（granulomatosis with polyangitis：GPA），好酸球性多発血管炎性肉芽腫症（eosinophilic granulomatosis with polyangitis：EGPA）の3つに分類されます．MPA では p-ANCA 陽性が多く，GPA では c-ANCA 陽性が多いとされています．

b）アイソトープ治療と手術療法

抗甲状腺薬が使用できない場合や早期の機能改善が必要な場合の治療法として，^{131}I 内用療法（アイソトープ治療）や手術療法（甲状腺準全摘）があります．これらはいずれも大きくなった甲状腺を小さくする方法ですが，ちょうど良い大きさにしてしまうと，自己抗体によりすぐに再発するため，機能低下を目標にして治療します．したがって，多くの場合，治療後は甲状腺ホルモン薬の補充を要することとなります．

アイソトープ治療は約80年の歴史がある安全な治療法で，甲状腺機能亢進症を確実に治すことが可能です．法律上は 500 MBq（13.5 mCi）まで外来で治療ができます．アイソトープ治療後，将来甲状腺機能低下症になる可能性が高い（10年以内に半数以上が機能低下症になる）こと，Basedow 病眼症が発症または増悪する例があることが短所です．アイソトープ治療により白血病や甲状腺癌が増加するというエビデンスはありません．アイソトープ治療の絶対適応は，抗甲状腺薬で副作用が出た時で，手術治療を希望しない場合です．また，抗甲状腺薬で寛解に入らず，薬物治療の継続を希望しない時や，手術後に Basedow 病が再発した時，甲状腺機能亢進症を確実に治したい時や甲状腺腫を小さくしたい時，心臓病や肝臓病などの慢性疾患をもっている時も相対適応になります．禁忌は妊婦，妊娠している可能性がある女性，半年以内に妊娠する可能性がある女性，および授乳婦です．18歳以下の若年者（安全性が未確立）や重症の眼症は相対的禁忌です．治療法は放射性ヨウ素カプセルを1回服用するだけですが，前後各1〜2週間の厳格なヨウ素制限が必要です．このため，当院では患者さんには原則入院していただいています．最近，管理栄養士によるヨウ素制限食のレシピ集が日本甲状腺学会のホームページに掲載されましたので外来アイソトープ治療の参考としてください．治療後4カ月間は少なくとも月に一度の機能検査を行います．1年以上経過すれば，半

年〜1年に一度の検査で経過をみます．眼症の経過観察も必要です．副作用のため抗甲状腺薬が使用できない症例でアイソトープ治療を行った場合は，その後の甲状腺機能コントロールのために無機ヨウ素を単独で使うことになります．通常，アイソトープ治療は，将来甲状腺機能低下症になってもいいので，早期に甲状腺機能を低下させたい場合に行われます．ただし，半年間の避妊が必要です．

　手術療法では甲状腺の準全摘（副甲状腺のみを残す甲状腺の全摘出）が行われます．効果が早くて確実性が高いことが利点ですが，手術に伴う入院，麻酔，手術瘢痕は避けられません．また，稀ですが反回神経麻痺や副甲状腺機能低下症が生じる可能性がありますので，熟練した甲状腺外科専門医によって行われる必要があります．手術の絶対適応は，甲状腺癌などの腫瘍を合併した場合と妊娠中に副作用などのため抗甲状腺薬が使えなくなった場合です．早期の寛解を希望する場合や甲状腺腫が大きい場合，服薬コンプライアンスが悪い場合は相対適応です．（準）全摘では甲状腺機能低下症や副甲状腺機能低下症が生じる可能性があり，定期的な経過観察が必要です．逆に，亜全摘では再発のおそれがあり，甲状腺の残置量により術後の甲状腺機能が異なります．術後再発では通常薬物療法かアイソトープ治療が選択されます．したがって，再発を減らす目的で，残置量を減らし甲状腺機能低下症を狙う準全摘（超亜全摘）が主流となっています．術前準備として，無機ヨウ素を用います．甲状腺機能を抑えるだけでなく，甲状腺内の血管分布の減少，腺組織の固化，濾胞細胞の縮小効果があります．すなわち，大量の無機ヨウ素をBasedow病の手術前1〜2週間（エスケープ現象を考慮して）使うことによって，手術までに甲状腺機能を抑制するという目的のほか，甲状腺内の血流を低下（ドプラエコーで確認できる）させて手術時の出血量が抑えられます．

③ **Basedow病の生活指導**

　規則的な生活を行い，睡眠を十分にとるよう指導します．甲状腺中毒症期は激しい運動を制限し，手術，抜歯，侵襲を伴う検査を避けます．また，ストレスはできるだけ避ける，または，うまく処理するように指導します．未治療，治療中，寛解中にかかわらず禁煙を勧めます．日常のヨウ素摂取

表10 特殊な Basedow 病の治療

1）小児
　小児 Basedow 病の特徴は，薬物治療での寛解率が 30％前後と低く，3〜6 年かかることである．最近，小児において PTU による重症肝障害による死亡例や肝移植例の報告がなされ，小児では極力 PTU を避けるよう勧告された．初期治療は薬物療法を原則とし，抗甲状腺薬は MMI を第一選択，投与量は 0.5〜1.0 mg/kg/day（分 1〜2）で，原則として成人量を超えないようにする．巨大甲状腺腫，MMI の副作用，再発，腫瘍合併などの場合は，手術療法を選択する．アイソトープ治療は米国では小児に対してもよく行われるが，わが国では経験が少なく慎重に検討する．

2）高齢者
　症状が典型的でなく，明確な症状に乏しいため，診断までに時間がかかる場合がある．若年者と比較すると，甲状腺腫は小さく，眼症状に乏しく，動悸や振戦などの症状の発現頻度も多くない．逆に，食欲不振や体重減少，不整脈や心房細動などの頻度が高く，消化器疾患（癌）や循環器疾患として診療されている場合が少なくない．心不全になりやすいので，甲状腺機能亢進症の治療と平行して適切な全身管理が必要である．高齢者の心房細動は除細動を行いにくく，抗凝固薬の継続が必要である．再燃，再発を極力避けたいのと，麻酔・手術のリスクを考えると，アイソトープ治療を選択することが多い．

3）妊婦
　Basedow 病は妊娠適齢期の女性に多いので，妊娠・出産について特に考慮が必要である．挙児希望者には，「甲状腺機能がコントロールされていれば安全に妊娠・出産が可能である」ことを説明する．逆に，甲状腺機能亢進症を放置すると流産・早産・死産や妊娠高血圧症候群，低出生体重児の頻度が上昇する．TRAb は胎盤を通過するので，胎児も甲状腺機能亢進症になる．この点，抗甲状腺薬も胎盤を通過するので，母体の治療は胎児の治療にもなる．MMI と PTU の胎盤通過性に差はない．ただし，MMI では，頻度は少ないが後鼻孔閉鎖症，食道閉鎖症，気管食道瘻，食道狭窄，臍腸管瘻，頭皮欠損症などの胎児奇形の報告がなされている．したがって，ガイドラインでは，妊娠 4〜7 週の器官形成期に限って PTU の使用を勧めている．全国調査（Pregnancy Outcomes of Exposure to Methimazole Study（POEM）スタディの中間報告）では，先天異常の頻度は MMI（少なくとも妊娠 12 週まで服用）5 例/85 例（95％信頼区間 1.9-13.2％），PTU 0/121（0.0-2.4％），非甲状腺薬（妊娠までに治療を終了）0/83（0.0-3.5％）であった．妊娠 12 週までに MMI を中止または変更した場合は 0/38 であった．奇形の種類は全例が臍腸管関連奇形で，そのうち 3 例は臍帯ヘルニアを，1 例は頭皮欠損を合併していた．したがって，日本甲状腺学会では妊娠初期には MMI を使用しないように勧告している．妊娠初期以外は先天異常との関連はないので PTU より MMI を使用する．しかし，「先天異常は健常者の妊娠でも一定の頻度（1〜3％）で発生する」こと，「MMI と先天異常の因果関係がはっきり証明されたわけではない」ことなどを説明する．また，妊娠初期の MMI 服用をできるだけ避けるため，妊娠は計画的に行う．MMI で治療を続けておいて，月経が遅れたら早めに受診するように指示する．基礎体温をつけ，妊娠の可能性がある場合は市販の妊娠診断薬で確認する．妊娠が確認されれば MMI を中止し，PTU や無機ヨウ素に変更する．あるいは妊娠前に手術やアイソトープ治療を行っておく．特に，MMI を指示通り服用していても甲状腺機能がなかなか正常化しない場合や正常化しても減量できない場合は，積極的に手術やアイソトープ治療を行う．この場合は，「妊娠中に甲状腺ホルモン薬を服用する必要があるかもしれない」ことと，「母体に残存している TRAb が（特に 10 IU/L 以上のときに）胎児甲

表10 特殊なBasedow病の治療（つづき）

状腺機能亢進症や新生児一過性甲状腺機能亢進症を引き起こす可能性がある」ことの説明が必要である．PTUが副作用などで使えない場合はMMIを継続するが，できればMMIに関連した先天異常合併のリスクに関してカウンセリングを受けてもらう．

Basedow病でもhCGにより妊娠初期に亢進症になることがある．その後FT4は低下する．正常妊婦におけるFT4の基準値は，16週まで：0.9〜1.9 ng/dL，16週以降：0.5〜1.3 ng/dL（キットにより異なる）である．胎児に対する免疫抑制効果もあり，Basedow病でも妊娠週数が進むにつれて甲状腺機能は落ち着いてくる．したがって，妊娠後期には抗甲状腺薬を減量または中止できることが少なくない．薬物治療では母体の甲状腺機能は非妊娠時の基準値の上限に調節し（胎児の甲状腺機能は母体の機能よりやや低い），つねに胎児の状態（心拍数など）を把握しておく．母体のTRAbや，治療による影響をみるために新生児（必要なら臍帯血）の甲状腺機能をモニターする．妊娠中に抗甲状腺薬の副作用が出た場合は，妊娠中期に甲状腺亜全摘術を行う．アイソトープ治療は禁忌である．妊娠中のβ遮断薬の使用で新生児の発育遅延，低血糖，呼吸抑制や徐脈が生じたという報告や，抗甲状腺薬との併用で自然流産の頻度が増加したという報告がある．甲状腺クリーゼなどで必要な場合（有益のみ）はラベタロール，アテノロール，エスモロールが使用できる．

4）授乳婦

MMIもPTUも乳汁中へ移行する（血液：乳汁はMMIで1：1，PTUで1：0.1）が，MMI 10 mg/日以下，PTU 300 mg/日以下なら授乳制限の必要はない．β遮断薬や無機ヨウ素は乳汁中へ移行するので，授乳は避けた方がよいが，必要な場合はプロプラノロールを選択する．副作用で抗甲状腺薬が使えない場合は無機ヨウ素を使うが，乳児の甲状腺機能を検査する．

Basedow病は出産後に再燃しやすい．しかし，出産後甲状腺炎も同程度の頻度で起こる（30〜40％）．再燃では妊娠中と比較した抗体価の上昇が指標になる．FT3/FT4比やドプラエコーによる甲状腺内血流量も参考になるが例外も少なくない．確定診断にはシンチグラフィが必要であるが，一時的な（^{99m}Tcの場合は2〜3日間）授乳中止が必要である．

5）潜在性甲状腺機能亢進症の治療

まず，潜在性甲状腺機能亢進症が無痛性甲状腺炎などによる一過性のものかどうかを確認するため，1カ月後に再検する．持続してTSHが0.1 μU/mL以下に抑制されている場合は心房細動や骨粗鬆症の発症リスク（60歳以上では心房細動の発症リスクは3〜5倍に増加し，TSH抑制の程度に応じた骨密度の減少や骨折率の増加が観察されている）を勘案して治療を考慮する．TSHが0.1〜0.5 μU/mLで，甲状腺機能亢進症状や心疾患のない，65歳以下の男性や閉経前の女性では経過観察でよい．

6）Basedow病眼症の治療

Basedow病眼症は喫煙で悪化することがわかっているので，まず禁煙してもらう．甲状腺機能亢進症の治療により，眼症も軽快することがあるので，Basedow病の治療を開始する．その際，アイソトープ治療後に眼症が悪化することがあるので，眼症が活動性である場合は薬物療法か手術療法を選択する．活動性眼症に対して，ステロイドのパルス療法（0.5〜1 g×3日間×3クール）と，症例により放射線照射療法（1〜2 Gy×10回）が併用される．ステロイドによる重篤な肝障害の報告があるため総量を8 g以下に減量することが勧められている．非活動性眼症には眼科的に機能回復手術が行われる．

は，特に制限する必要はありません．

④ **特殊な Basedow 病の治療**

小児，高齢者，妊婦・授乳婦，潜在性や眼症の治療について表10にまとめましたが，原則として甲状腺専門医に紹介されるのが賢明です．

2）Plummer 病

機能性結節（functional nodule）とか中毒性腺腫（toxic adenoma）ともよばれます．腫瘍細胞の TSH 受容体遺伝子に機能獲得性の変異が認められることから，たまたま TSH 受容体遺伝子に機能獲得性変異を起こした 1 個の甲状腺細胞が増殖・腫瘍化し，無制限に甲状腺ホルモンの合成と分泌が行われるというわけです．TSH 受容体直下の Gs 蛋白に活性型変異を認めることもあります．機能性結節は基本的に良性腫瘍です．ドプラエコーで見ると腫瘍内の血流は増加し，シンチグラフィでは^{123}I や^{99m}Tc の腫瘍への取り込みが増加しています．ネガティブフィードバックにより TSH が抑制されているため，腫瘍部以外の正常甲状腺組織は写し出されません．これを hot nodule といいます．以上は単結節の場合ですが，機能性結節が多発する場合があり，こちらは甲状腺中毒性多結節性甲状腺腫（TMNG）とよばれます．欧米などのヨウ素欠乏地域に多くみられます．治療の基本は手術による腫瘍の摘出ですが，経皮的エタノール注入療法（PEIT）が選択されることもあります．

3）妊娠性甲状腺機能亢進症

妊娠初期にみられる一過性の甲状腺機能亢進症です．ヒト絨毛性ゴナドトロピン（hCG）は TSH と構造が似ています．すなわち，どちらも LH や FSH 同様，α鎖とβ鎖により構成されるペプチドホルモンですが，α鎖（αサブユニット）は共通です．したがって，お互いの受容体に対し，少しですが交叉反応があります．妊娠初期に大量に分泌される hCG は TSH 受容体を少し刺激し，健常人においても FT4 は少し上昇し，フィードバック機構によって血中 TSH 値は軽度低下します．妊娠性甲状腺機能亢進症は，多胎妊娠や胞状奇胎など，より多量の hCG が分泌された時などにみられ

ることが多く，しばしば妊娠悪阻を伴います．甲状腺腫は認めず，TRAb，TgAb，TPOAb は陰性です．中期以降には hCG の低下とともに甲状腺機能も正常化しますので，Basedow病と間違って治療しないことが重要です．

4）TSH 産生下垂体腫瘍

中枢性甲状腺機能亢進症といえます．すなわち，自律性に TSH を産生する下垂体腺腫によります．TSH が低下しない点（SITSH）が Basedow 病などの原発性甲状腺機能亢進症や破壊性甲状腺中毒症との重要な違いです．治療は下垂体腫瘍の摘出ですが，ソマトスタチン製剤の本症への適応拡大に向けた治験が進行中です（下垂体疾患の項を参照）．

3．破壊性甲状腺炎（破壊性甲状腺中毒症）
1）無痛性甲状腺炎

免疫機序による一過性の甲状腺炎（自己免疫性甲状腺炎）で，Basedow病の最大の鑑別疾患です．橋本病や寛解 Basedow 病（いつ再発するかもわからないので治癒とは言いません）をベースにして起こります．したがって，Tg 抗体や TPO 抗体は通常陽性です．誘因は不明なことが多いですが，ステロイドホルモンの急激な変化がきっかけとなることがあります．このため，出産後（出産後甲状腺炎）や Cushing 症候群の治療後にしばしばみられます．甲状腺濾胞細胞の破壊により，大量の甲状腺ホルモンが血中に流出することによって，甲状腺中毒症となります．すなわち，血中の甲状腺ホルモンは高値となり，ネガティブフィードバックにより，血中 TSH は抑制されます．基礎疾患に橋本病や Basedow 病があるので，びまん性甲状腺腫を認めます．つまり，初診時にはびまん性甲状腺腫を有する甲状腺中毒症として対面します．したがって，Basedow病を正しく診断し，治療するためにまず，無痛性甲状腺炎ではないことを確かめる必要があります．無痛性甲状腺炎では TSH 受容体抗体は通常陰性ですが，Basedow 病を基礎疾患として発症した場合では（もともと）陽性かもしれません．従来の TSH 受容体抗体の感度はあまり高くなかったため，色々な方法での鑑別方法が模索されてきました．例えば，機能亢進症である Basedow

表11 Basedow病と無痛性甲状腺炎の鑑別

	Basedow病	無痛性甲状腺炎
TRAb・TSAb	陽性	陰性
アルカリホスファターゼ	高値	正常
FT3/FT4	高値	低値
甲状腺血流（ドプラエコー）	増加	減少
尿中ヨウ素	減少	増加

病ではサイロキシン（T4）に対するトリヨードサイロニン（T3）の比率が高く，破壊性甲状腺炎の無痛性甲状腺炎では漏出によりT4の割合が高いことが多いですが，例外も少なくありません．同様に，尿中ヨウ素排泄も無痛性甲状腺炎の方が多いですが，明確に区別できるほどではありません．また，ドプラエコーによる甲状腺内の血流量は，典型的には無痛性甲状腺炎で減少し，Basedow病では血流は増えています．Basedow病の診断ガイドラインには，鑑別に有用な検査所見がリストアップされていて，それらをまとめると表11のようになります．しかし，診断の決め手はシンチグラフィです．破壊性甲状腺炎では^{123}Iや^{99m}Tcは甲状腺に取り込まれず，甲状腺が写りません．

なぜ，Basedow病との鑑別が重要であるかというと，Basedow病と間違って治療しないためです．無痛性甲状腺炎の炎症は一過性なので，数カ月以内に自然に鎮静化するからです．典型的には一過性の甲状腺機能低下症を経て，正常に回復します．無痛性甲状腺炎は自然に経過する疾患なので，積極的な治療は不要です．むしろ，Basedow病と間違って抗甲状腺薬を投与し，重大な副作用が出てしまったら大変です．無機ヨウ素もホルモンの漏出を止めることはできません．

無痛性甲状腺炎の急性期で，動悸などの甲状腺中毒症状が強い場合は，対症療法としてβ遮断薬を用います表12．ただし，無痛性甲状腺炎の一種である出産後甲状腺炎においては授乳中の場合は使用できる薬剤が限られることに注意が必要です．また，破壊後に甲状腺機能低下症が固定してしまった場合（橋本病で甲状腺に余力がないときに起こります）は，甲状

表12　β遮断薬の使い方

甲状腺中毒症ではBasedow病に限らず，随伴する頻脈や収縮期高血圧に対してβ遮断薬を使う．Basedow病でカテコールアミンやアドレナリンβ受容体，交感神経の機能が亢進しているエビデンスはないが，不安，振戦，暑がりなどのアドレナリン刺激様症状の緩和効果も期待し，抗甲状腺薬，無機ヨウ素，あるいは放射性ヨウ素に併用して使用される．我々が実施した小規模なRCTでは，軽症Basedow病でMMIとβ遮断薬の併用により患者のQOLが改善した．また，副作用のため抗甲状腺薬が使用できない場合の術前治療にも用いられる．プロプラノロールの禁忌は，気管支喘息，糖尿病ケトアシドーシス，高度の徐脈（50/min以下），高度房室ブロック，洞不全症候群，心原性ショック，肺高血圧による右心不全，うっ血性心不全，低血圧症，重症の末梢循環障害（壊疽など），未治療の褐色細胞腫などであるが，甲状腺機能亢進症における心不全は心拍数依存性であるため，β遮断薬によるレートコントロールは左室機能を改善する．また，アテノロールやメトプロロールのような$β_1$選択的遮断薬であれば気管支喘息は慎重投与となり，禁忌からは外れる．流産，胎児の発育不全，分娩の遷延を誘発するおそれがあるため妊婦には推奨されないが，ラベタロール，アテノロール，エスモロールは有益な場合のみ使用可能である．授乳中ではアテノロールより乳汁分泌量が少ないラベタロールやプロプラノロール，メトプロロールが推奨されている．

腺ホルモン薬（レボチロキシン）を補償します．

　一方，アミオダロン誘発性甲状腺炎（2型．1型はBasedow病タイプ）やインターフェロン，分子標的薬や免疫チェックポイント阻害薬などによる薬剤誘発性甲状腺炎の場合は，原因薬剤を中止できないことも多く，甲状腺の破壊が遷延し，甲状腺中毒症が持続することがあります．その場合は，副腎皮質ホルモン薬を使用します．

2）亜急性甲状腺炎

　感冒様症状の後に発症することが多く，原因ウイルスはいまだに特定できていませんがウイルス性の甲状腺炎と考えられています．ただ，誰にでも発症するわけではなく，特定の遺伝的資質（HLA-Bw35）と強い関連があるとされています．また，なぜか中年女性に好発します．全身の発熱を伴い，CRPなどの炎症反応は陽性となります．甲状腺の一部に炎症中心があり，硬結を触れますが，自発痛や圧痛のため触られるのを嫌がります．エコーでは，その部分は円状に低エコーとなります．また，経過中に炎症中心が甲状腺の片葉から反対側の片葉へしばしば移動し（クリーピング現象），亜急性甲状腺炎に特徴的です．破壊性甲状腺中毒症であるので，

NSAIDなどで急性期をしのげば自然に軽快し，再発も稀ですが，痛みや炎症がNSAIDではコントロールできないことも多く，その場合はステロイド（グルココルチコイド製剤）を使用します．この時，ステロイドの減量を急ぐと，しばしば炎症が再燃するので，ゆっくり慎重に減らしていくのがコツです．鑑別疾患となる無痛性甲状腺炎は，名称のごとく痛みだけでなく発熱も伴いません．一方，橋本病をベースとした急性増悪は甲状腺全体の痛みと全身の発熱が主症状です．後述のように，一般人口における橋本病の頻度は非常に高いので，急性増悪と橋本病に亜急性甲状腺炎を合併したケースとの鑑別は難しいことが多いですが，亜急性甲状腺炎では，炎症中心の細胞診で多核巨細胞が認められるので，それが確認できれば鑑別可能です．

3）急性化膿性甲状腺炎

甲状腺は元来，消毒薬にもなるヨウ素を多量に貯蔵しているためともいわれてますが，細菌感染しにくい臓器です．細菌感染による甲状腺炎を急性化膿性甲状腺炎といいますが，多くは先天的に食道から甲状腺へ繋がる梨状窩瘻を有する患者で発症するもので，好発年齢は小児です．また，免疫能が極端に低下した患者で発症することもあります．全身の発熱は伴いますが，梨状窩瘻を介した感染で，甲状腺細胞の破壊というよりは甲状腺周囲組織の炎症がメインであるため，通常顕性の甲状腺中毒症には至りません．急性期には膿瘍の排膿と広域抗生物質で治療し，炎症が治ったのちに，食道造影を行って梨状窩瘻を同定して，外科的に瘻孔を切除して塞ぎます．

4）詐病性甲状腺中毒症

多くは処方された甲状腺ホルモン薬（チラーヂン®）の飲み過ぎによりますが，痩せ薬として売られている輸入の漢方薬（日本の漢方薬にはありません）に含まれている甲状腺末を知らずに飲んでいて，甲状腺中毒症になったとされる報告が時々あります．したがって，やめれば元に戻ります．甲状腺末に含まれているサイログロブリンは消化吸収されないので，血中

の Tg 値は上がりません．このことから，他の原因による甲状腺中毒症，特に Basedow 病との鑑別に有用であるとの報告がありますが，実際には Basedow 病でも血中 Tg 値が高くないことも少なくないので，参考程度に止まります．

B ▶ 甲状腺ホルモン欠乏症

1. 甲状腺機能低下症

　　甲状腺機能低下症の頻度は，一般内科外来の調査によると，顕性甲状腺機能低下症の頻度は 0.5％，潜在性甲状腺機能低下症は 1.5％でした（原因は不問）．甲状腺機能低下症とは，甲状腺ホルモンの産生・分泌が低下し，耐寒能低下・発汗減少・便秘・浮腫（非圧痕性）・体重増加・傾眠傾向などの症状をきたす疾患です．甲状腺に障害がある原発性と，下垂体や視床下部に障害がある中枢性に分けられますが，病態・治療・予後は両者で大きく異なります．このうち，甲状腺刺激ホルモン分泌低下症は難病指定されています．また，経時変化や妊娠・出産との関係も重要です．すなわち，一過性と永続性という分け方もできます．総論でも述べましたように，一般血液検査所見でコレステロール高値と CK 高値は持続する甲状腺機能低下症を想起するきっかけになります．診断には FT4 と TSH の測定が必須です．FT4 低値・TSH 高値で原発性機能低下症と診断できます．主な症状は，無気力，易疲労感，眼瞼浮腫，寒がり，動作緩慢，便秘，記憶力低下などですが，いずれも非特異的です．私たちの全国調査では，出現率は「易疲労」77％（少しある～とてもある），53％（ある～とてもある），「寒がり」73％（少しある～とてもある），51％（ある～とてもある）でした．重症になると傾眠となったり，意識障害などに陥ったりします（粘液水腫性昏睡）．FT4 正常・TSH 高値の状態（潜在性原発性甲状腺機能低下症）でも動脈硬化などの遠因になるのではと注目されています．FT4 低値・TSH 低値の場合は中枢性甲状腺機能低下症だけでなく，低 T3/T4 症候群や薬剤の影響などの様々な病態との鑑別が必要で，他の下垂体ホルモン測定や画像検査が重要です．原発性の最も多い原因疾患は慢性甲状腺炎で，

放射性ヨウ素による内照射後や萎縮性甲状腺炎（特発性粘液水腫）が続きますが，最近では薬剤性のものやヨウ素過剰によるものが増えています．ヨウ素過剰や破壊性甲状腺炎（無痛性甲状腺炎など）後以外は，通常，甲状腺機能低下症は進行性・非可逆性です．薬剤やサプリメントとして，アミオダロン・リチウム・一部の抗腫瘍薬・ヨウ素（根コンブやうがい薬）などがあります．Basedow病のアイソトープ治療後に起こる晩発性甲状腺機能低下症では本人がそのことを忘れていることがありますので，注意して病歴を聴取する必要があります．診察では，まず甲状腺腫の有無や性状を診ます．硬いびまん性甲状腺腫を触れたら慢性甲状腺炎です．逆に，甲状腺腫を触れない場合は萎縮性甲状腺炎（特発性粘液水腫）やBasedow病のアイソトープ治療後である可能性を考えます．また，非圧痕性の下腿浮腫が特徴ですが，高度になると多少の圧痕を示します．アキレス腱反射弛緩相の延長は特徴的です．

検査は，甲状腺機能低下症を疑った場合にFT4とTSHを測定します．ホルモン不足をFT4・TSH測定で判定し，病歴・服薬歴・自己抗体検査・超音波検査などで病因を確定します．症状や鑑別疾患に基づいて以下の検査を追加します：CBC，血清Na，K，Cl，BUN，Cr，Glu，ALT，CK，T-Cho，TG，胸部X線（心囊液），心電図（徐脈）．逆に，先に一般検査でCKとT-Choの上昇を認めたら，甲状腺機能低下症を疑います．橋本病を疑った場合は抗TPO抗体，抗Tg抗体を，中枢性を疑った場合は頭部MRIの評価をします．例えば，FT4低下・TSH上昇・甲状腺自己抗体陽性なら「橋本病による原発性甲状腺機能低下症」と診断します．FT4が低いにも関わらずTSHが正常かむしろ低い場合は，中枢性甲状腺機能低下症の他に，低T3/T4症候群や薬剤の影響など種々の病態の鑑別が必要です．FT4とTSHの異常が顕著なのに症状も徴候も乏しい例があります．病態が一過性〜推移中である場合と，早期ですが急速進行中である状態との見分けはつきませんので，場合によっては初期治療を開始しながら，慎重に経過を観察します．破壊性甲状腺炎（亜急性甲状腺炎や無痛性甲状腺炎）の場合は一過性に機能低下状態を通過します．一過性で程度も軽いことが多いので，症状や所見に乏しく，無治療でも問題ないことも多いです．

破壊性甲状腺炎で，甲状腺機能低下状態で見つかった場合は，数週〜数カ月の経過で機能低下状態から脱することや，必ずしも確認はできませんが機能低下の前に一過性のホルモン過剰状態があることが特徴です．また，補充療法開始後に予想以下の少量の段階で TSH が低下したり，正常下限以下になったりした場合は，一過性機能低下である可能性が高いので，補充量を減量〜休止してみてもよいでしょう．薬剤性の甲状腺機能低下症は病歴聴取によって鑑別します．是正が可能なヨウ素過剰の場合は，過剰摂取を制限してみますが，原疾患治療に必要不可欠の薬剤の場合は使用を継続して，甲状腺ホルモン補充療法を行います．また，稀ですが，自己抗体によるアッセイエラーにより TSH が高値に出てしまう場合があります．専門医への紹介が望ましいのは，①病因がよくわからない場合，②中等症以上の場合（胸水・心嚢水や意識障害がある場合），③中枢性の疑いがある場合，④妊娠〜出産を控えている場合です．薬剤性の場合も，病態が複雑なこと，原病の治療との兼ね合いで薬剤継続是非や L-T4 治療の要否などの判断が必要なことから専門医への紹介がいいでしょう．

　治療は，レボチロキシン（LT4）を少量（25 μg/日）で開始して漸増して維持量とします．最初は FT4 が上昇し，次いで FT4 正常化に遅れて TSH も低下，正常化してきます．ただし，高齢者や狭心症の患者ではより少量（12.5 μg/日）で開始します．機能低下が高度であっても，そうなるまでの経過も長いので，個体は機能低下に慣れていることが多く（"up-regulation" とよばれる適応現象），いきなり生理量で補充を開始すると中毒症状を呈したり狭心症や心筋梗塞を起こしたりすることがあります．したがって，LT4 はやはり少量（12.5〜25 μg/日）で開始し，ゆっくり漸増します．原発性甲状腺機能低下症の場合，初期には FT4 値の正常下限付近程度までの上昇を目標に 2〜4 週ごとに漸増し，TSH の正常化のタイムラグを考慮しつつ最終量を決定します．治療開始当初は状態に応じて 1〜4 週に 1 回来院してもらい，症状の改善と FT4 の漸増を確認しながら緩徐に LT4 製剤を漸増していきます．FT4 の正常化から数カ月遅れで TSH も正常化してきますので，TSH の正常化を焦って LT4 を慌てて増量せずに数カ月かけて最終補充量に至るくらいのつもりがよいでしょう．その後，少しずつ

来院間隔を延ばしながら緩徐に増量していき，3〜6カ月程度で安定量に達するのが通例です．同一量でTSH値の安定が確認できた患者は6カ月毎程度の来院で十分でしょう．補充療法が軌道に乗り一定量に至った方には，基本的にさらなるヨウ素制限は不要です．胃薬など甲状腺ホルモンの腸管吸収を阻害する薬剤があるので，長期に服用する場合は内服時間をずらすなどしてもらいます．治療の目的は，臨床症状の改善，甲状腺腫のサイズのコントロール，代謝機能の改善です．治療の適応は，①臨床症状・代謝機能の異常などを認める場合，②臨床症状のない潜在性甲状腺機能低下症（subclinical hypothyroidism）で自己抗体陽性かTSH＞10μU/mLの場合です．最終補充量は甲状腺全摘後や機能完全廃絶者でも，腸管吸収の個人差のため，75μg/日〜せいぜい200μg/日までです．LT4服用中に妊娠した場合は必要量が約1.5〜2倍に増すため，増量が必要です．副腎不全を合併している場合は，先にコルチゾールを補充してからレボチロキシンを開始します．橋本病とAddison病との合併（Schmidt症候群）やACTH単独欠損症との合併，中枢性甲状腺機能低下症でACTH分泌不全を伴っている場合がこれに当たります．

　甲状腺機能低下症は通常，的確に診断し，適切にホルモン補充療法を開始・漸増・継続すれば問題ない疾患ですが，長期間機能低下に陥っていた場合は，続発〜合併する高脂血症により動脈硬化や虚血性心疾患が進行している場合があるので注意します．基本的には生涯にわたってLT4補充療法が必要となります．手術や放射線治療などで永続性機能低下症であると判明している場合はLT4補充療法の中止はできません．長期に中断すると重症化し，誘因が加わって粘液水腫昏睡に至る危険性があります．一方，普段からLT4補充療法を受けている方が，消化器疾患や消化管の手術などで経口摂取不能になる場合は，生体内半減期（約1週間）から考えて短期間であればLT4を休薬しても問題ないですが，中長期にわたる場合は非経口的方法での補充継続が必要となります．この場合，現在わが国では静注製剤がないため，自家調製などの方法が必要となります．坐薬の自家調製という方法もあります．一方，破壊性甲状腺炎後やヨウ素過剰摂取による機能低下症で，取りあえずの治療を開始していた場合は，原因が消失した

後は LT4 補充療法の中止は可能です．ただし，全く甲状腺に異常がない方に無痛性甲状腺炎やヨウ素過剰による機能低下症も起きないと想定されるので，治療休止後も経過観察はしばらく続けたほうがよいでしょう．

　機能低下が長期間未発見または放置あるいは治療中断され，単独または誘因が加わることで粘液水腫性昏睡に至ると，予後は一気に悪化します（世界的には致死率 50％，わが国でも 20％前後）．したがって，意識障害をきたした場合は専門施設へ入院し，病歴聴取や MRI/CT で低血糖や他の代謝性昏睡を否定し，粘液水腫性昏睡と判明した場合は ICU 管理で呼吸・循環管理（人口呼吸器や昇圧薬の投与），保温（加温ではない），悪化誘発因子（感染症・薬剤・寒冷暴露など）の確認と除去・治療を行いながら，LT4（＋LT3）（可能なら静注）投与に加えて，副腎皮質ホルモン薬の投与が推奨されています．その他，入院治療が適応となるのは，大量の胸水・心囊水貯留などの重度の甲状腺機能低下症でバイタルサインが不安定，虚血性心疾患の存在が明らか，補充開始後に症状が出現した場合（既存の心筋虚血：狭心症状・心筋梗塞が顕性化することがあるので，特に初期に注意．ホルモン感受性の亢進，心筋酸素需要の増加，高脂血症による動脈硬化の進行などが原因．入院監視・動脈硬化の治療の先行などの対応が必要），中枢性甲状腺機能低下症が疑われ頭蓋内病変の精査や他のホルモンの欠落状況を調べる必要がある場合などになります．

小児慢性特定疾病 27　後天性甲状腺機能低下症

1）慢性甲状腺炎（橋本病）

　慢性甲状腺炎は，"struma lymphomatosa" として，九州帝国大学の橋本策博士によって 1912 年に初めて記載されています．その特徴は病理学的に述べられていて，リンパ球のびまん性浸潤とリンパ濾胞の形成および甲状腺上皮細胞の変性と結合組織の新生で，Mikulicz 病（あるいは Sjögren 症候群）や Basedow 病と類似していました．1931 年の Graham と McCullugh の記載により，橋本甲状腺炎としてようやく世界的に認知されるようになりまた．その後，本疾患は Basedow 病とならんで自己免疫性甲状腺疾患として分類され，その自己抗体の抗原が Tg と TPO である

表13 甲状腺自己抗体陰性の甲状腺機能低下症

■原発性甲状腺機能低下症
①自己免疫性（甲状腺自己抗体陰性の橋本病，萎縮性甲状腺炎（阻害型 TRAb による），特発性粘液水腫を含む）
②ヨウ素の過剰摂取（昆布，昆布だし，ひじき，ヨウ素系うがい薬，ヨウ素系造影剤など）
③甲状腺の手術や放射線照射（外照射・内照射）後
④浸潤性（悪性リンパ腫，アミロイドーシス，ヘモクロマトーシス，シスチン蓄積症など）
⑤薬剤性〔抗甲状腺薬，インターフェロン，アミオダロン，炭酸リチウム，抗てんかん（けいれん）薬，抗うつ薬，抗ヒト免疫不全ウイルス（human immunodeficiency virus: HIV）薬など〕
⑥破壊性甲状腺炎の回復期（一過性: 無痛性，亜急性など）
⑦先天性（無・低形成，異所性甲状腺，ホルモン合成障害など）

■中枢性甲状腺機能低下症
①下垂体性（腫瘍，Sheehan 症候群，手術・放射線治療後，肉芽腫，下垂体炎，薬剤性，先天性）
②視床下部性（腫瘍，手術・放射線治療後，外傷性，肉芽腫）

■甲状腺ホルモン不応症（TRβ・α）・抵抗症（MCT8，SBP2）

ことが明らかにされた後は，病理所見の代わりにそれらに対する抗体の有無が診断基準に利用されています．すなわち，日本甲状腺学会の橋本病の診断基準では，びまん性甲状腺腫と抗 Tg 抗体または抗 TPO 抗体によってなされます（一般人口における抗 Tg 抗体または抗 TPO 抗体の陽性率は18％にのぼります）．甲状腺機能低下症のうち，最も多い原因疾患は橋本病です．人間ドックの調査では，顕性低下症の頻度は 0.5〜0.7％，潜在性低下症の頻度は 4.7〜5.8％で，自己抗体陽性率はそれぞれ 30〜75％と30％なので，橋本病による顕性低下症の頻度は 0.2〜0.5％，潜在性低下症は 1.4％となります．当院での調査では，甲状腺外来初診患者 533 名のうち，顕性低下症は 12 名（2.3％），潜在性低下症は 46 名（8.6％）でそのうち自己抗体陽性はそれぞれ 10 名と 28 名で，橋本病による顕性低下症の頻度は顕性低下症 1.9％，潜在性低下症 5.3％となりました．これらの自己抗体が陰性であった場合は，表13のような疾患について鑑別する必要があります．

原発性甲状腺機能低下症の原因として最も多い橋本病ですが，その甲状腺機能は必ずしも低下症とは限りません．
　主要症候はびまん性甲状腺腫ですが，大きさは，ほとんどわからないものから非常に大きいものまで様々で，進行すると粗造で硬いびまん性の甲状腺腫を触れます．このため，前頸部の不快感や圧迫感が主訴となります．このうち，10〜30％が甲状腺機能低下症を示し，症状が出現します．無気力，易疲労感，むくみ，寒がり，体重増加，動作緩慢，嗜眠，記憶力低下，便秘，嗄声などで，他覚的にはさらに，徐脈，心肥大，うつ状態，アキレス腱反射低下，筋力低下，脱毛（頭髪，眉毛），皮膚乾燥，粘液水腫，過多月経，低体温，難聴，乳汁分泌などを認めます．放置されると昏睡にまで至ることがあり，粘液水腫性昏睡といいます．一方，無痛性甲状腺炎を発症すれば，頻脈，体重減少，手指振戦，発汗増加などの甲状腺中毒症状を示します．また，稀ですが，急性増悪とよばれる有痛性の甲状腺炎を合併することがあります．
　一般検査では，橋本病自体で，膠質反応〔チモール混濁試験（thymol turbidity test：TTT），硫酸亜鉛混濁試験（zinc sulfate turbidity test：ZTT）〕やγ-グロブリンが上昇することがあります．甲状腺機能低下症に陥ると，高コレステロール血症，CK高値，AST，ALTが上昇します．機能低下が進行すると低Na血症もみられます．甲状腺機能は病態により異なりますが，橋本病の多くは機能正常です．（顕性）甲状腺機能低下症では，FT4低値およびTSH高値となり，FT4正常およびTSH高値を潜在性甲状腺機能低下症といいます．また，自己免疫性甲状腺疾患はしばしば自己免疫機序による破壊性甲状腺炎を引き起こします．これを無痛性甲状腺炎といい，出産後や（出産後甲状腺炎），インターフェロンやアミオダロンなどの薬剤誘発性に発症します．急性期には一過性の甲状腺中毒状態となり，FT4高値およびTSH低値を示します．橋本病では甲状腺機能にかかわらず，TgAb（またはサイロイドテスト）やTPOAb（またはマイクロゾームテスト）は，いずれかまたは両方が陽性です（診断基準上）．一方，原則としてTRAbは陰性で，陽性の場合はBasedow病か，その亜型（euthyroid Graves病や阻害型抗体による低下症など）を考えます．血中

Tg値は様々です．画像検査として，腫瘍との鑑別や合併の検索をかねて一度は超音波検査を施行しておきます．橋本病に特徴的な所見としては，①甲状腺のびまん性腫大（進行例では萎縮する），②甲状腺表面の不整，③甲状腺内部エコーレベルの低下と不均一性，などです．機能低下症でTSHが上昇すると，ドプラ法により血流亢進がみられますが，（橋本病でのドプラ法は）保険上は認められていません．ただし，甲状腺中毒症があって，（無痛性甲状腺炎と）Basedow病との鑑別が必要な場合にはドプラによる血流評価は有用です（地域により保険適用は異なる）．通常CTやMRIは不要ですが，縦隔甲状腺腫など，エコーが届かない範囲を評価するのには有用です．放射性ヨウ素やテクネチウムによるシンチグラフィでは，甲状腺は均一から不均一，摂取率も低値から高値まで多彩であり，通常診断には用いられません．FDG-PETでも集積像がみられることがあります．

　橋本病は，元来は病理診断でしたが，現在では臨床に即して，「びまん性甲状腺腫があり，甲状腺自己抗体（TgAbとTPOAb）のうち一つが陽性」であれば橋本病と診断できます．萎縮性甲状腺炎でも自己抗体が陽性であれば広義の橋本病としますが，阻害型のTRAbによって甲状腺機能低下症になる場合があり，これはどちらかといえばBasedow病に近いといえるでしょう．いわゆるHashitoxicosisは，橋本病にBasedow病が合併したもので，無痛性甲状腺炎とは異なり，TRAbが陽性で放射性ヨウ素摂取率は高値となります．基礎に橋本病があるためか，機能亢進症は抗甲状腺薬による治療により軽症で済むことが多いのが特徴です．粘液水腫性昏睡は，多くは橋本病による甲状腺機能低下症が放置され，寒冷暴露や睡眠薬などの薬剤，脳血管障害や呼吸器感染症が誘因となって発症します．35℃以下の低体温（あるいは感染症を伴っていても発熱がない），アキレス腱反射の遅延，皮膚乾燥，徐脈，麻痺性イレウスなどを伴う昏睡があれば本症を疑いますが，思いつくかどうかが診断の鍵となります．出産後甲状腺炎の頻度は出産全体の約7％です．そのほとんどは橋本病を基礎疾患とするので，自己抗体陽性者では産後3カ月にTSHを測定します．流産後にも起こります．甲状腺の悪性リンパ腫は橋本病を基礎にして発症することが多いので，甲状腺が急速に増大する場合は，本症を疑って細胞診を行いま

すが，確定診断には組織診（生検）が必要です．慢性自己免疫性甲状腺炎の中で，甲状腺腫を伴うものを橋本病，伴わないものを萎縮性甲状腺炎としています．

小児慢性特定疾病 26　橋本病
小児慢性特定疾病 22　萎縮性甲状腺炎

　治療に関しては，甲状腺機能が正常であれば治療の必要はありません（橋本病の根治療法は今のところありません）が，将来機能低下になる可能性がありますので，経過観察は必要です．甲状腺機能低下症がヨウ素過剰摂取や造影剤の影響による一過性の可能性がある場合は，まずヨウ素制限（具体的にはヨウ素含有量が特別多い昆布〈だしを含む〉の摂取制限）だけで経過をみます（2〜4週間後に再検）．ただし，卵管造影に用いられる油性造影剤（リピオドール®）は数カ月以上の長期間にわたって体内に残留するため，その影響も持続するので注意が必要です．また，無痛性甲状腺炎の機能低下症期をみている場合は自然に回復します．回復兆候のない低下症の場合は，レボチロキシン（LT4: チラーヂン® S）を補充します．補充は少量からはじめて漸増する（通常 25〜50 μg/日から，狭心症のある場合はより慎重に）．TSH を指標に投与量を調節します．LT4 の必要量は，まったく機能が失われた場合でも 150 μg（50 μg 製剤で 3 錠/日）でほとんどの場合十分ですので，4 錠/日以上でも正常化しないときは内服のコンプライアンスを疑ってみましょう．LT4 の半減期は約 7 日と長く，1〜2 日の飲み忘れでは甲状腺機能に大きな影響はありませんので，患者さんには 2 日分を一度に飲まないよう指導します．T4 を開始した症例においても途中で減量を試みます．あるいは，リオチロニンナトリウム（LT3: チロナミン®，15 μg 分 3）で開始する方法もあります．自然回復した場合は，血中 FT4 が上昇してきます．潜在性甲状腺機能低下症（TSH が高値で FT4 は正常範囲内）の場合は，現時点では TSH が 10 μU/mL 以上で治療のエビデンスがあるといわれていますが，10 μU/mL 未満（5〜10 μU/mL）でも治療によって脂質プロファイルや動脈硬化に対して有益である可能性が指摘されています．Addison 病の合併（Schmidt 症候群）が疑われる場合は，先にステロイドホルモンを補充します．あるいは逆に，甲状腺製剤の

開始により症状が増悪する場合には本症を疑いましょう．

　無痛性甲状腺炎の急性期には甲状腺中毒症となりますが，動悸などの症状があればβ遮断薬などの対症療法を行います．出産後甲状腺炎の場合は，β遮断薬は乳汁中に移行するので，できれば授乳は休止します（ただ，米国のFDAでは授乳を容認しています）．破壊性甲状腺炎に対して，抗甲状腺薬は無効（禁忌）です．稀ですが，急性増悪を発症した場合はステロイド治療を行います．

　粘液水腫性昏睡の場合は，低換気に対し気道確保を行いながら，低体温，低血圧，低Na血症，感染症（誘因）の治療を行います．並行して，LT3（チロナミン®，15μg分3から）を開始します．狭心症や心筋梗塞の発症に注意しながら，3〜4日おきに増量していき，FT3が上昇してきたら，漸次LT4（チラーヂン®S）に切り替えていきます．その後の甲状腺機能の調節はTSHで行います．LT3を使うメリットは，甲状腺ホルモンによる心毒性が出現した場合，中止によって速やかに血中濃度が低下するからです．いずれにせよ，呼吸管理がなされていれば，甲状腺機能を急速に改善させる必要はありません．

　予後に関して，甲状腺機能が正常の橋本病を10年間追跡すると，終始機能正常は38％，一過性の機能異常（変動）が46％，永続性機能低下症が16％でした．逆に，機能低下症の橋本病を追跡すると10年後には40％の症例で機能が正常化しました．このように，橋本病の甲状腺機能は意外に変動しやすいので注意が必要です．永続性になることが疑われる因子として，高抗体価，硬い甲状腺腫，男性，50歳以上，コレステロール高値，放射性ヨウ素摂取率10％以下などがあげられています．逆に一過性の可能性が高い因子として，出産後や無痛性甲状腺炎後，過剰のヨウ素摂取，放射性ヨウ素摂取率35％以上などがあげられています．橋本病を有する出産後甲状腺炎の頻度は約50％です．結局，橋本病の甲状腺機能は，無痛性甲状腺炎の発症（一過性の甲状腺中毒症），一過性の甲状腺機能低下症，永続性の甲状腺機能低下症（10〜30％）など多彩に変化するので，経過観察が必要となります．また，妊娠中は甲状腺ホルモン需要が高くなること，出産後には橋本病が示す全パターンを取り得ることに注意します．通常，

3カ月目と7カ月目をピークに病態が変動します．

① 橋本脳症

1966年に提唱された橋本甲状腺炎に合併する稀な疾患（10万人に2人，男女比1:4で女性に多い，平均発症年齢40歳代前半）です．「意識障害，痙攣，ミオクローヌスを伴った亜急性発症の錯乱状態」と特徴づけられていますが，甲状腺機能異常による甲状腺クリーゼや粘液水腫性昏睡とは別の，自己免疫機序による中枢神経障害と考えられています．ステロイドや免疫抑制薬が奏効するのが特徴です．成因は不明ですが，報告例の多くは甲状腺機能に異常はなく，抗甲状腺自己抗体が陽性です．しかし，抗甲状腺自己抗体は一般人口の2〜20%で陽性であること，橋本脳症の発症と抗体価の多寡や臨床症状・治療効果と抗体価の推移とは無関係であること，他の多くの自己免疫疾患（1型糖尿病，SLE，重症筋無力症など）でも甲状腺自己抗体が高頻度で検出されること，ヒト大脳皮質に対する抗神経抗体が検出されていることなどから，「自己免疫性甲状腺炎に伴うステロイド反応性脳症（steroid-responsive encephalopathy associated with autoimmune thyroiditis: SREAT）」とか，「非血管炎性自己免疫性髄膜脳炎」ともよばれています．HLAではB8 DRw3との関連が報告されています．病理学的には免疫複合体の沈着，血管内皮の炎症や細動静脈周辺へのリンパ球浸潤を伴った脳の自己免疫性微小血管炎の所見が認められ，single photon emission tomography（SPECT）では血管障害を示唆する灌流欠損を認めます．血管内皮細胞に発現している解糖系にかかわる酵素であるホスホピルビン酸ヒドラーゼの一つであるαエノラーゼのアミノ（N）末端に対する自己抗体が6例中5例（橋本病17例中2例，健常者25例中0例）に認められ，橋本脳症の診断マーカーとして有望視されています．一方，髄液中に免疫複合体や甲状腺自己抗体が高率に認められたという報告もありますが，否定的な報告もあり，その意義は不明です．臨床症状の特徴は急性または亜急性に発症した意識障害を伴う錯乱状態です．脳卒中のように，認知機能障害や意識障害を伴い，多発性，反復性に局所的神経障害を認める急性または亜急性に発症するタイプと，錯乱，幻覚，傾眠を伴い，びまん性，緩徐に認知機能障害が進行するタイプに分けられていま

すが，後者においても急速に増悪して昏睡に至る例も報告されています．両タイプに共通して，てんかん発作70％，ミオクローヌス40％，錐体外路症状85％，幻覚などの精神症状30％がみられます．発熱などの全身症状は認めません．定義上，血中TgAbとTPOAbの少なくともいずれか一方は陽性です．甲状腺機能はまちまちで，中毒症7％，低下症17〜20％，潜在性低下症23〜35％で，残りは正常です．他の脳疾患を除外する目的で腰椎穿刺，脳波，MRIなどを行います．橋本脳症では髄液中の蛋白増加は75％，リンパ球増加は10〜25％に認めますが，糖は正常です．非特異的な脳波異常は90〜98％に認め，脳MRIでは正常または萎縮を示します．

治療には，感染症による脳症を除外した後，副腎皮質ホルモン薬（ステロイド）を経口（50〜150 mg/日）または静脈内に投与します．90〜98％の症例に改善効果が認められますが，無効または減量できない場合は他の免疫抑制薬を使用します．基本的に予後は良好ですが，認知機能障害が残存する症例があります．

② **薬剤誘発性甲状腺機能低下症**

甲状腺ホルモン合成・分泌の阻害，TSH合成・分泌の抑制，甲状腺ホルモン代謝の促進，甲状腺ホルモン結合蛋白の増加，甲状腺ホルモン製剤の吸収阻害などにより甲状腺機能低下症になります 表14．治療では原疾患のため，原因薬剤が中止できないことが少なくないので，LT4で治療を行います．原因薬剤の投与が終了して甲状腺機能が正常化すれば，甲状腺ホルモンの補充も必要ありません．併用により甲状腺ホルモン製剤の吸収が阻害される場合は，間隔を空けて内服します．たとえば，LT4の空腹時，起床時や就寝前投与は，食後投与よりも吸収が良好です．

2．先天性甲状腺機能低下症

原因は以下の甲状腺ホルモン合成・分泌経路上にあるいずれかの蛋白をコードする遺伝子の異常によって起こります．すなわち，TSHの作用で血中ヨウ素は濾胞上皮細胞の基底膜に存在するヨードシンポーター（NIS）によって能動的に細胞内に取り込まれ，20〜100倍に濃縮されて濾胞膜にあるペンドリンにより濾胞腔に分泌されます．基質であるサイログロブリン

表14　甲状腺機能低下症を引き起こす薬剤

A) 甲状腺ホルモン合成・分泌を阻害する薬剤
　　抗甲状腺薬（MMI，PTU）
　　無機ヨウ素薬，ヨウ素含有医薬品
　　アミオダロン
　　炭酸リチウム
　　インターフェロンアルファ（IFNα），インターフェロンベータ（IFNβ），
　　　インターフェロンガンマ（IFNγ）
　　インターロイキン2（IL-2），
　　顆粒球・マクロファージコロニー刺激因子（GM-CSF）
　　エチオナミド，パラアミノサリチル酸
　　サリドマイド
　　スニチニブ

B) TSHの合成・分泌を抑制する薬剤
　　ドパミン塩酸塩，ドブタミン塩酸塩
　　副腎皮質（ステロイド）ホルモン（グルココルチコイド）
　　酢酸オクトレオチド
　　ベキサロテン（レチノイン酸受容体アゴニスト）

C) 甲状腺ホルモンの代謝を促進する薬剤
　　フェノバルビタール
　　リファンピシン
　　フェニトイン
　　カルバマゼピン

D) 甲状腺ホルモン結合蛋白を増加させる薬剤
　　エストロゲン（卵胞ホルモン）
　　クエン酸タモキシフェン，酢酸ラロキシフェン（selective estrogen
　　　receptor modifier：SERM）
　　5-フルオロウラシル

E) 甲状腺ホルモンの吸収を阻害する薬剤
　　コレスチラミン，コレスチミド
　　水酸化アルミニウムゲル
　　カルシウム製剤
　　鉄製剤
　　スクラルファート
　　活性炭（球形吸着炭・薬用炭）
　　セベラマー塩酸塩
　　ポラプレジンク
　　シプロフロキサシン

F) その他
　　Highly active antiretroviral therapy（HAART）療法
　　性腺刺激ホルモン放出ホルモン誘導体（酢酸ブセレリン，酢酸ナファレリン，
　　　酢酸リュープロレリン，酢酸ゴセレリン）
　　経腸栄養剤
　　メシル酸イマニチブ

表15　新生児マススクリーニング

■ 1979年以降，日本で生まれた全ての新生児は，日齢4〜6に採取された乾燥濾紙血液中のTSHを測定し（FT4を同時に測定している地域あり），各自治体の定める基準値に従って，再検査や要精密検査の判定が行われる．

■ 濾紙血中TSHは，東京都および神奈川県では血清値表示されているが，それ以外の道府県・指定都市では全血値表示（血清値＝全血値×1.6）

■ 直ちに精密検査とするTSH値は，自治体の半数以上が30 mIU/L（全血値）であるが，最も低い千葉県の15 mIU/Lから開始当初のままの50 mIU/Lまで様々である．要再採血とするTSHカットオフ値も，過半数は10 mIU/Lが過半数であるが，7.5〜12 mIU/Lと幅がある．

（先天性甲状腺機能低下症マス・スクリーニングガイドラインより抜粋）

　（Tg）と有機化酵素である甲状腺ペルオキシダーゼ（TPO）はリボゾームで合成された後，ゴルジ装置を経て，濾胞腔側に輸送されます．有機化に必要な過酸化水素（H_2O_2）の合成は甲状腺酸化酵素（DUOX2/A2）により触媒されます．甲状腺ホルモンはTg上で，TPOとH_2O_2の働きでチロシンのヨウ素化と縮合反応によって合成され，濾胞内に貯蔵されます（MIT→DIT→T3/T4）．貯蔵の甲状腺ホルモンは甲状腺細胞により取り込まれてライソゾームで蛋白骨格が分解され，TSHの作用により血中に分泌されます．

　永続性の原発性甲状腺機能低下症は新生児マススクリーニング 表15 によって発見され，病因として，

> 1. 甲状腺の低形成，片葉欠損
> 2. 甲状腺ホルモン合成障害
> 3. 機能喪失型TSH受容体遺伝子変異

があげられます．すなわち，甲状腺形成障害（85％）として，TSH受容体，転写因子（TITF1，TITF2，PAX8），甲状腺腫大が特徴の甲状腺ホルモン合成障害（15％）として，ヨウ素摂取率が低下するヨウ素シンポーター（NIS）と，ヨウ素摂取率が亢進し，有機化障害のないサイログロブ

リン（Tg），有機化障害のある甲状腺ペルオキシダーゼ（TPO），甲状腺酸化酵素2（DUOX2/A2），および難聴を伴うペンドリン（PDS）の遺伝子異常が知られています．頻度は全体で3,000〜4,000人に1人です．診断は，新生児・乳児期であれば甲状腺超音波検査により行い，一般に3歳以降に行われる病型診断の場合は甲状腺シンチグラフィも併用します．

小児慢性特定疾病28　異所性甲状腺
小児慢性特定疾病30　無甲状腺症
小児慢性特定疾病31　その他の先天性甲状腺機能低下症

C ▶ 甲状腺ホルモン抵抗症

1. 甲状腺ホルモン不応症（RTHβ）

甲状腺ホルモン受容体（TR）にはα型とβ型があり，β型はさらにβ1とβ2の2種類に分けられます．現在ではα型とβ型のそれぞれに対する不応症が発見されていますが，TRαに対する不応症「RTHα」はごく最近発見されたため，日本での報告例はまだありません．一方，TRβに対する不応症「RTHβ」は歴史が古く，日本でも多くの症例が発見されていて，一般に甲状腺ホルモン不応症と言えばRTHβのことをさします．RTHβは不適切TSH分泌症候群（SITSH）を呈することから，その診断の指標（端緒）になっていて，そのため鑑別疾患の第一候補はTSH産生下垂体腫瘍（TSHoma）になります．日本甲状腺学会が取り組む臨床重要課題のうち，甲状腺ホルモン不応症の診断基準ならびに治療指針の作成班による「甲状腺ホルモン不応症（RTHβ）診断基準」では，SITSHから始まり，RTHβとTSHomaが効率よく鑑別できるように工夫されています 図2 ．真のSITSHとは，一過性のものや自己抗体による測定エラーなど「見かけ上のSITSH」を除いたものです．真のSITSHと考えられたら，まずは家族内発症の有無により遺伝性疾患であるRTHβか腫瘍性疾患であるTSHomaかの目星をつけます．次に，下垂体MRIとTRβ遺伝子（*THRB*）解析を組み合わせて両者の診断へ導く流れとなっています．RTHαはSITSHを呈さないので，このアルゴリズムの対象とはなっていません．

各論

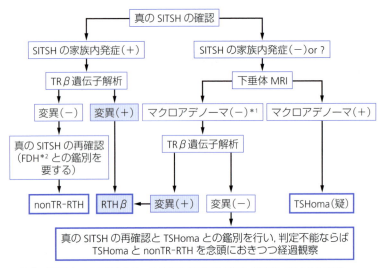

*[1] ミクロアデノーマ症例を含む　*[2] 家族性異常アルブミン性高サイロキシン血症

図2　RTH 診断のためのアルゴリズム

SITSH を示し，臨床的にも甲状腺ホルモン不応症と診断される遺伝性症候群の約 15% において，TRβ 遺伝子の異常が見つかりません．これを nonTR-RTH（TR［β］に異常がない RTH［β］）といいます．NonTR-RTH の代謝状態は RTHβ と同等で，甲状腺中毒症患者と健常人の中間に位置します．NonTR-RTH では TRα 遺伝子（*THRA*）の異常も見つかっていませんが，前述のように，そもそも RTHα は SITSH を示さないため，このアルゴリズムから RTHα の診断はできません．したがって，SITSH から始まる nonTR-RTH は，厳密には nonTR-RTHβ というべきでしょう．NonTR-RTHβ の原因遺伝子は現時点で不明ですが，TR（受容体）以降の障害（転写共役因子の異常など）が想定されています．ただし，一部の患者ではその代表格であるコアクチベータ（SRC）にも異常は見つかりませんでした．同様に，将来，臨床的には RTHα であるが TRα 遺伝子に異常の見つからない遺伝性症候群（nonTR-RTHα）も発見されるかもしれません．ただし，RTHα には RTHβ における SITSH のようなはっきりした指標が（今のところ）ないので，nonTR-RTHα の発見はより難しいといえ

表16 TRアイソフォームの機能

種類	機能
TRα1	成長, 骨・腸の発育, 脳の発達・分化, 基礎心拍, 糖代謝, 体温調節などの生命維持
TRβ1	蝸牛・網膜の発達, 肝臓における脂質代謝, 心拍数の増加
TRβ2	下垂体における TSH の分泌調節

るでしょう．

　TR は全身の標的臓器の細胞核内に存在する核内受容体の一つです．癌遺伝子 v-erb A の癌原遺伝子 c-erb A として，異なる染色体にのる2種類の受容体（TRα：第17染色体と TRβ：第3染色体）が 1986 年に同定されました．TR は他の核内レセプター同様，分子の中央に DNA 結合領域をもち，N 末端に比較的短い AF-1 領域と C 末端にホルモンおよびコファクター（転写共役因子）と結合する AF-2 領域があります．TR は T3 があってもなくてもレチノイド X 受容体（RXR）とヘテロダイマーを形成して標的遺伝子の T3 応答領域（TRE）に結合しています．しかし，TR と結合する転写共役因子群は T3 の結合の有無によって一変します．T3 によって刺激される遺伝子では，T3 の結合していない TR はコリプレッサーとの結合を介してヒストン脱アセチル化酵素（HDAC）と結合し，クロマチン構造は閉鎖して転写は抑えられています．T3 が TR と結合するとコリプレッサーが離れてコアクチベーターが結合し，ヒストンアセチル化酵素（HAT）の作用でクロマチンが開放され，様々な転写因子が動員されて転写が開始されます．各アイソフォームの機能は役割分担されています 表16．

指定難病 80　　　　甲状腺ホルモン不応症（RTHβ）
小児慢性特定疾病 32　甲状腺ホルモン不応症（RTHβ）

> The occurrence of a bizarre familial syndrome combining deaf-mutism, stippled epiphyses, goiter and abnormally high PBI in 2 of 6 children of a consanguineous marriage is described. Mean PBI levels were 14 and 21 μg/100 ml; BEI 9 and 15/μg/100 ml; T4-by-column 11 and 14/μg/100 ml; 24-hr ^{131}I uptake 49 and 70%; 24-hr PB^{131}I conversion ratios 40 and 41%; thyro-binding index 0.81 and 0.93; TBG 17 and 20/μg/100 ml; antithyroglobulin titer less than 1：16. Potas-

> sium perchlorate discharge test was normal. Iodine metabolism studied in one subject revealed thyroid iodine clearance of 24 ml/min and renal clearance of 26 ml/min. Urinary iodide excretion was 294/μg/day, and PB^{131}I was over 70% as T4. The T4 was identified on paper chromatography in 3 solvent systems. The free thyroxine level was 4.9 mμg/100 ml. An infant of 8 weeks had a mean PBI of 19.3 μg/100 ml, TBG of 15.8 μg/100 ml, and presumably also has the syndrome. Another sib had a mean PBI of 11 μg/100 ml. Two sibs and the parents are normal. A hypothesis is advanced suggesting the possibility of inhibition of thyroid hormone transport into tissue, or end-organ resistance to the hormone in view of the eumetabolic state of the subjects in the presence of high circulating levels of blood thyroxine and normal thyroxine binding capacity.(J Clin Endocr. 27: 279-294, 1967 の抄録部分)

　この論文は甲状腺ホルモン不応症（RTHβ）の最初の家系報告です．第2報では，血中TSHが正常または高値であることが記載されています(Refetoff S, et al. Metabolism 21: 723, 1972)．このように，血中甲状腺ホルモンが高値であるにも関わらず血中TSHが抑制されていない状態を不適切TSH分泌症候群（SITSH）といいます．第3報では，TRH試験に対するTSHの反応は正常であり，副腎皮質ホルモン投与ではTSHは正常に抑制されるが，T3投与ではTSHが正常に抑制されないことが示されています（Refetoff S, et al. J Clin Endocrinol Metab 51: 41, 1980）．そして，1986年に甲状腺ホルモン受容体遺伝子（*THRA*および*THRB*）がクローニングされ（それぞれ第17および3染色体），本家系の原因が*THRB*の完全欠損であることが判明しました（Takeda K, et al. J Clin Invest. 87: 496-502, 1991）．したがって，本家系に限っては常染色体劣性遺伝形式を示します．しかし，現在までに同様のRTH症例が多数発見され報告されていますが，その全ては*THRB*の片アリルの遺伝子異常でRTHを発症します．すなわち，異常TR蛋白はそれ自体が機能障害を持つだけでなく，正常アリル由来のTR蛋白の機能を阻害することで正常TR蛋白による機能補填を障害します．これを異常TR蛋白によるドミナントネガティブ作用といいます．したがって，本家系以外のRTHは全て常染色体優性遺伝形式を示します．一方，本家系におけるヘテロ接合体では，正常アリル由来のTR蛋白が欠損アリルの分まで機能補填を行っていて，機能障害を呈さないと考えられています．TRH試験とT3抑制試験は現在でも

臨床診断や，同様に SITSH を呈する TSHoma との鑑別診断に利用されています．副腎皮質ホルモン投与で TSH は正常に抑制されるのは，副腎皮質ホルモンはグルココルチコイド受容体を介して TSH の遺伝子発現を制御しているからです．

> The proband, a 32-yr-old Japanese woman, complained of feeling feverish. Although she had no goiter or signs of thyrotoxicosis, levels of serum TT4 and TT3 were high. She was followed up, but no specific treatment was given. Six of 8 members of a 3-generation Japanese family were found by us to carry the same phenotype. Serum total T4 levels ranged from 1763.2-2741.3 nmol/L (normal range, 65.6-164.7), serum total T3 levels ranged from 2.73-5.62 nmol/L (normal range, 1.47-2.95), and rT3 levels ranged from 1.08-2.52 nmol/L (normal range, 0.22-0.60). In the proband, the majority of [^{125}I] T4 in serum T4-binding proteins was distributed in albumin fractions, and the isolated albumin had an increased affinity for T4.(Wada N, et al. J Clin Endocrinol Metab. 82：3246-3250, 1997 より抜粋，一部改変)

　この論文は家族性異常アルブミン性高サイロキシン血症（FDH）の日本で最初の症例報告です．その後5家系が日本から報告されていますが，今のところ全ての異常はアルブミン遺伝子（第4染色体）の R218P 変異です．異常アルブミン蛋白では甲状腺ホルモンに対する親和性が亢進しており，血中甲状腺ホルモンの測定系に干渉することで偽高値を呈します．この現象は遊離甲状腺ホルモン測定においても見られるため，見かけ上の SITSH となります．したがって，FDH は RTHβ や TSHoma の鑑別疾患となります．異常アルブミン蛋白の存在自体が影響しますので，ヘテロ接合体で発症し，常染色体優性遺伝形式を示します．患者の甲状腺機能は亢進していませんので，自覚症状はなく，治療の必要もありません．むしろ，甲状腺機能亢進症と間違って抗甲状腺薬を投与しないことが肝要です．

2. 甲状腺ホルモン不応症（RTHα）

　RTHα の診断は難しいと言えます．なぜなら，TRα はネガティブフィードバックに関与していないので，SITSH にならないからです．RTHα のお

各論

表17 RTHαの特徴

■顔貌異常
巨頭症（macrocephaly），粗な顔（coarse face），広い額（wide forehead），両眼隔離症（hypertelorism），眼瞼下垂症（palpebral ptosis），低（平坦）鼻梁（low/flat nasal bridge），短く上向きの鼻（short/upturned nose），小顎症（micrognathia），巨舌症（macroglossia），短頸（short neck）

■骨格異常
成長遅延，低身長，細長い胸郭（elongated thorax），腰椎後弯（lumber kyphosis），短肢（short limbs），偏平足，発達障害，知的障害，低IQ，言語発達遅滞，精神発達障害

■その他の異常
太い（低い）声，蒼白な皮膚，手足のむくみ，足背/手背動脈の蛇行，便秘，貧血，高コレステロール血症

もな症候は甲状腺機能低下症と骨格異常です 表17．

A 6-year-old girl of white European origin, born to unrelated parents, presented with growth retardation. At the age of 18 months, her height had been 79 cm (10th percentile), and the deficit had persisted. The child also had decreased subischial leg length with a normal sitting height, indicating that the growth deficit affected the lower segment of her body. Tooth eruption had been delayed; she had no teeth at 12 months of age, only eight deciduous teeth at 26 months, and no secondary dentition at the age of 6 years. Her weight for age (23.2 kg) was 1.0 SD above average, resulting in a borderline-high body-mass index (the weight in kilograms divided by the square of the height in meters) of 23.5. Severe constipation was noted after weaning at 7 months, with infrequent bowel movements (every 3 to 7 days), despite combination laxative therapy with senna and macrogol. Mild hypermobility and ligamentous laxity was present in the ankle and knee. Muscle tone was reduced with normal power but with impairment in gross and fine motor coordination, resulting in a slow, broad-based gait, clumsiness, and difficulty with fine motor skills, including an inability to write or draw. Her affect was placid, with slow, monotonous speech, but with no receptive or expressive deficit. Neuropsychological assessment showed restricted adaptive behavior (Adaptive Behavior Assessment System standard score, 63; 0.7th percentile) and significant impairments in selected cognitive domains, with a standard score for visuoperceptual reasoning of 71 (3rd percentile) on the Wechsler Intelligence Scale for Children, fourth edition, and a standard score for working memory of 77 (4th percentile), despite average verbal comprehension (standard score, 93; 32nd percentile).(Bochukova E, et al. N Engl J Med. 366;

243-249, 2012 より抜粋）

　この論文はα型甲状腺ホルモン不応症（RTHα）の最初の症例報告です．前述のように，TRにはα型とβ型が存在しますが，Refetoffらによって発見されたRTHはβ型（RTHβ）で，その特徴である不適切TSH分泌症候群（SITSH）を指標にしてこれまでに多くの家系・患者が見出されてきました．実際，遺伝子異常が見つかったのは全てTRβの異常でした．したがって，TRαの異常に基づく疾患は致死的か，RTHβと全く異なる臨床所見を呈すると予想されていました．本論文で示されている症例は成長・発達障害や重症の便秘をはじめとした重症の甲状腺ホルモン低下症様症状を呈していました．全エクソン解析により，TRαの異常（点変異）がヘテロ接合体で見つかりました．RTHαはRTHβ同様，常染色体優性遺伝形式を示します．この症例報告をきっかけにして，現在までに12例の変異・家系が見つかっていますが，その甲状腺機能の特徴は「T3およびTSHは正常または軽度高値，T4は正常または軽度低値」で，T4/T3比の低値が共通する所見でした．すなわち，SITSHは呈さず，TRH，T3，TSH，副腎皮質ホルモンに対するTSHの反応は全て正常です．換言すれば，RTHαの発見によりTRαは下垂体におけるTSHの発現制御に関与していないことが，臨床的にも証明されたことになります．

D ▶ 甲状腺結節

1. 甲状腺腫瘍

　甲状腺腫瘍は，（偽性）囊胞，腺腫様甲状腺腫，甲状腺腺腫，甲状腺癌に分類されます．充実性の甲状腺結節における癌の割合は10～20％です．甲状腺癌は内分泌系臓器に生じる悪性腫瘍としては最も頻度が高い癌です．病理組織学的に，乳頭癌，濾胞癌，低分化癌，未分化癌，髄様癌に分類されます．病理型によって臨床像が異なるのが特徴で，組織型は甲状腺癌の予後を決定する重要な因子です．2017年に改訂されたWHOの甲状腺腫瘍病理組織分類では，境界悪性（borderline malignancy），中間悪性

(intermediate malignancy)，低悪性度（low malignant potential）の概念が追加されました．大半を占める乳頭癌と濾胞癌は，あわせて高分化癌ともよばれ，生命予後は良好です．これに対し，形態学的に成熟した組織像を呈さない未分化癌の予後はきわめて不良です．低分化癌はそれらの中間の悪性度を示します．髄様癌は他の組織型と発生母地が異なり，傍濾胞細胞（C細胞）に由来します．腫瘍の質的診断に役立つのは病歴聴取，頸部の触診，超音波検査，穿刺吸引細胞診です．ただし，濾胞癌はその診断根拠となる腫瘍被膜や血管への侵襲像をこれらの診断法で証明することができないため，良性腫瘍である濾胞腺腫との鑑別は容易ではありません．両者をあわせて濾胞性腫瘍と称し，外科治療を考慮する必要があります．また，被膜を有する濾胞型乳頭癌（follicular variant of papillary thyroid carcinoma：FV PTC）のうち，浸潤性増殖（被膜・脈管浸潤）を伴わないものは乳頭癌様核を有する非浸潤性甲状腺濾胞性腫瘍(noninvasive follicular thyroid neoplasm with papillary-like nuclear features：NIFTP)として境界悪性病変に分類されています．さらに，日本人はヨウ素の摂取量が多く，乳頭癌が多く濾胞癌が少ない（日本で5〜6%，欧米で15%程度）などの特徴があります．

小児慢性特定疾病 54　腺腫様甲状腺腫
小児慢性特定疾病 13　甲状腺癌

2. 甲状腺髄様癌

　カルシトニンの主な作用は骨吸収促進，腎尿細管でのCaの再吸収による血中Caの低下で，Caやガストリンによってその分泌が刺激されます．過剰症は甲状腺髄様癌ですが，低Ca血症にはならず，もっぱら腫瘍マーカーとして用いられます．髄様癌ではCEAも上昇します．髄様癌の約30%は家族性（MEN2型）です 表18．癌原遺伝子であるRET遺伝子の生殖細胞系列変異がほぼ全例で認められます 表19．遺伝子変異は全てミスセンス変異で，変異コドンと臨床像に明瞭な相関が認められています．したがって，変異の種類によって予後が予想されますので，その対応も自ずから決まってきます．

表18 多発性内分泌腫瘍2型（MEN2）

- **MEN2A**
  MEN2型の中では最多．髄様癌がほぼ全例にみられる．副腎褐色細胞腫も約6割で発症し，約半数は両側性．1〜2割は副甲状腺機能亢進症も発症

- **MEN2B**
  副甲状腺機能亢進症はみられない（褐色細胞腫はみられる）．舌や口唇に粘膜下神経腫とよばれる小さな隆起が多発．やせ形で手足の長い（Marfan様）体型

- **FMTC**（familial medullary thyroid carcinoma）
  髄様癌が家族性に多発するが，それ以外の病気はみられない．患者数の少ない小さな家系ではMEN2Aとの区別は困難

表19 MEN2内の頻度と病変の浸透率

病型		MEN2A	MEN2B	FMTC
頻度（MEN2に占める割合）		85%	5%	10%
病変の浸透率	髄様癌	100%	100%	100%
	褐色細胞腫	60%	70%	0%
	原発性副甲状腺機能亢進症	10%	0%	0%
	粘膜神経腫	0%	100%	0%
	Marfan様体型	0%	80%	0%

小児慢性特定疾病65　MEN2型

1）多発性内分泌腫瘍1型（MEN1）

　こちらは，原発性副甲状腺機能亢進症，膵消化管内分泌腫瘍，下垂体腺腫のうち2つ以上を有するものを言います．腫瘍抑制遺伝子である*MEN1*遺伝子の生殖細胞系列変異が，家族例の約90％，散発例の約50％に認められます．遺伝子変異の型と臨床像の相関はみられず，同一家系内でも患者ごとに臨床像は異なります．

小児慢性特定疾病64　MEN1型

2）その他の多発性内分泌腫瘍

　フォン ヒッペル・リンドウ病(von Hippel-Lindau病：VHL)，または，

レックリングハウゼン病（von Recklinghausen 病：NF1）では，内分泌腫瘍を合併してきます．特に，VHL では褐色細胞腫，膵神経内分泌腫瘍などを，NF1 ではカルチノイド，褐色細胞腫，膵神経内分泌腫瘍などを認めます．
小児慢性特定疾病 66　その他の多発性内分泌腫瘍

Ⅲ. 副甲状腺疾患および Ca 代謝性疾患

　PTH の主な作用は骨吸収促進，腎尿細管での Ca の再吸収による血中 Ca 上昇と血中 P の低下で，その分泌は Mg や P，低 Ca 血症で刺激され，活性型ビタミン D_3 や高 Ca 血症で抑制されます．PTH 過剰症は原発性副甲状腺機能亢進症で，症候は尿路結石，病的骨折，易疲労，倦怠感，食欲不振，便秘，口渇・多飲・多尿，集中力・思考力低下，意識障害，嘔気・嘔吐，膵炎，消化管潰瘍，続発症には高血圧，骨粗鬆症があります．PTH 欠乏症は副甲状腺機能低下症とよばれ，症候は低 Ca 血症による全身痙攣，てんかん，テタニー発作，感覚異常と高 P 血症です．PTH 抵抗症は偽性副甲状腺機能低下症とよばれ，症候は低 Ca 血症によるテタニーや痙攣と高 P 血症の他に Albright 骨異栄養症（AHO）を合併します．続発症として肥満があります．PTHrP は PTH 関連蛋白のことで，主な作用は骨吸収促進，腎尿細管での Ca 再吸収で，生理的にも微量には分泌されていますが，過剰になると血中 Ca 上昇と血中 P の低下をきたします．悪性腫瘍に伴う高 Ca 血症の原因物質で，口渇・多飲・多尿，頭痛・易疲労・倦怠感・脱力，食欲不振・便秘・嘔気・嘔吐，集中力・思考力低下から傾眠・意識障害・昏睡に至ります．一方，ビタミン D の主な作用は骨形成促進，小腸での Ca・P 吸収促進，腎臓尿細管での Ca 再吸収，副甲状腺での PTH 分泌抑制による血中 Ca 上昇です．

　高 Ca 血症や低 Ca 血症の診断はアルブミン（Alb）補正後の値で行います．すなわち，補正 Ca＝実測 Ca＋4.0－Alb 濃度です．ただし，補正が必要なのは Alb が 4.0 g/dL 未満の場合だけです．また，血清 Ca の異常は，副甲状腺ホルモン（PTH）やビタミン D の，過剰や不足で引き起こされますが，前者では血清 P は Ca と逆向きに，後者では同じ向きに上下します．たとえば，副甲状腺機能亢進症では高 Ca 低 P に，ビタミン D 過剰症では高 Ca 高 P となりますので，どちらが原因であるかの目安となります．

A ▶ 副甲状腺ホルモン過剰症

1. 副甲状腺機能亢進症

1）原発性副甲状腺機能亢進症（primary hyperparathyroidism：PHPT）

　PTH は骨吸収の促進，腎遠位尿細管での Ca 再吸収の亢進，近位尿細管での活性型ビタミン D 合成の促進（腸管からの Ca 再吸収の増加）により血中 Ca を増加させます．高 Ca 血症による Ca 糸球体濾過量の増加が Ca 再吸収量を上回ると高 Ca 尿症となります．また，近位尿細管からの P 再吸収を抑制して低 P 血症をきたします．近位尿細管での HCO_3^- の再吸収を抑制し，Cl^- の再吸収を促進して高 Cl 性代謝性アシドーシスとなります．

　PHPT は，副甲状腺の腫瘍または過形成により，副甲状腺ホルモン（PTH）が自律的・過剰に分泌されて高 Ca 血症を引き起こす疾患です．多尿から脱水傾向となり，Ca の再吸収が増加して高 Ca 血症は悪化するという悪循環に陥ります．副甲状腺腫は過形成，腺腫，癌に分類されますが，1 腺の腺腫が 9 割を占めます．過形成 6％，2 腺の腺腫 5％，癌は 1～2％で，遺伝性は 5～10％とされています．高 Ca 血症と低 P 血症をきたします．軽度の高 Ca 血症では無症状ですが（化学型），血清 Ca 値が 12 mg/dL 以上になると，易疲労感，全身倦怠感，食欲不振，便秘，口渇・多飲・多尿などの症状が出現します．さらに，高度になると集中力や思考力の低下，頭痛，筋力低下，嘔気・嘔吐などの消化器症状が出現し，傾眠傾向，意識障害から昏睡に陥ります．腎前性の腎不全となり，低血圧，不整脈が出現し，心停止に至ります．線維性骨炎（頭蓋骨の脱灰像，手指橈骨側の骨膜下骨吸収像，長管骨の褐色腫）を伴うものは骨型，尿路結石や腎石灰化症を有するものは腎型，両者を有するものを混合型といいます．PHPT の多くは成因不明ですが，放射線照射歴や慢性的な Ca 摂取不足はリスク因子とされています．20～40％の腺腫でサイクリン D1（*PRAD1*）の過剰発現が確認されています．遺伝性の PHPT の原因遺伝子として *MEN1* と *HRPT2* があげられます．

　PHPT の検査として，血清 Ca，P，クレアチニン（Cre），血中 intact PTH または whole PTH，および尿中 Ca，P，Cre を測定します．上述の

ように，血清 Ca は血清アルブミン（Alb）が 4.0 g/dL 未満の場合は補正し（補正血清 Ca＝血清 Ca＋[4−Alb]），補正血清 Ca が 10.3 mg/dL 以上のものを高 Ca 血症とします．PTH 作用の亢進は尿細管 P 再吸収率（%TRP＝{1−(尿中 P×血清 Cre)/(血清 P×尿中 Cre)}×100)の低値（80%以下）により確認します．局在診断にはドプラ超音波検査と ^{99m}Tc-MIBI シンチグラフィが有用です．複数腺の腫大が疑われる場合は MEN（1 と 2 A）の精査を行います．

　PHPT は PTH 高値の高 Ca 血症で診断します．鑑別疾患として家族性低 Ca 尿性高 Ca 血症（familial hypocalciuric hypercalcemia：FHH）があげられます．FHH は副甲状腺と腎尿細管に発現する Ca 感知受容体（CaSR）の不活性型変異による常染色体優性遺伝性疾患です．Ca 再吸収異常により高 Ca 血症でも腎での Ca 再吸収が亢進していて，FHH では FECa（%）＝(尿中 Ca×血清 Cre)/(補正血清 Ca×尿中 Cre) が 1％未満，Ca・Cre クリアランス（Cca/Ccr）が 0.01 未満となります．副甲状腺腫の過形成，腺腫，癌の鑑別は臨床的ならびに病理学的になされます．過形成は 4 腺全てが腫大したものですが，通常は上腺より下腺が大きいです．腺腫では 1〜2 腺が腫大し，典型的には正常副甲状腺組織内に被包された腫瘍を認めます．腺腫は胸腺内に認めることがあります．癌は一般に大きく触知可能で，血清 Ca 値が 12 mg/dL 以上で汎発性線維性骨炎を伴うことが多いですが，病理学的には隣接組織への浸潤像やリンパ節や遠隔転移を認めるものを癌と診断します．副甲状腺癌は穿刺により播種しやすいので，禁忌とされています．

小児慢性特定疾病 78　副甲状腺機能亢進症

　根治療法は手術による腫大副甲状腺の摘出です．無症候性 PTHP（化学型で自覚症状のないもの）の手術適応基準は 表1 の通りです．

　保存的治療として，高 Ca 血症性クリーゼに対する対症療法のほかに，骨量粗鬆症合併例では血中 Ca 低下作用のあるビスホスホネート（BP）が使用できます．Ca 感知受容体(CaSR)作動薬のシナカルセト塩酸塩錠（レグパラ®）は副甲状腺癌と副甲状腺摘出術不能または術後再発の PHPT に適応があります．シナカルセトの改良薬（嘔気などの副作用を軽減）であ

| 各論

表1 無症候性原発性副甲状腺機能亢進症の手術適応基準

1. 血中 Ca 高値：正常上限より 1 mg/dL 以上の上昇
2. 腎機能低下：Ccr 30％以上の低下
3. 骨量減少：T スコア＜2.5 SD または脆弱性骨折の既往
4. 年齢：50 歳以下

（NIH カンファレンス 2008 ガイドラインより）

るエボカルセト（オルケディア®）は，現在臨床治験が進行中です（維持透析下の二次性副甲状腺機能亢進症には適応取得済）．15 年間の自然経過を観察した研究によると，無症候性例の 37％に症候の悪化と有意な皮質骨の骨密度低下を認めました．腺腫術後の予後は良好ですが，過形成や癌ではしばしば再発を認めます．

2）二次性副甲状腺機能亢進症（secondary hyperparathyroidism：SHPT）

SHPT は低 Ca 血症と高 P 血症が引き起こす二次性の副甲状腺機能亢進症です．原因として慢性腎不全（P 貯留とビタミン D の活性化障害）によるものが最も多いですが，Ca の吸収障害やビタミン D 不足による場合もあります．低 Ca 血症となり，代償的に PTH の分泌が増加します．慢性腎臓病（CKD）ではステージ G 4（GFR＜30 mL/分/1.73 m^2）以降で高 P 血症となり，ビタミン D の活性化障害を引き起こして PTH が上昇してきます．iPTH（基準値 10〜65 pg/mL）が 90 pg/mL を超える割合は GFR 15〜30 で 60％，15 未満で 80％以上とされています．PTH の過剰分泌が持続すると副甲状腺細胞は増殖し，自律的な副甲状腺機能亢進状態（三次性副甲状腺機能亢進症）へ移行します．低 Ca 血症の症状（テタニーなど）のほかに，線維性骨炎，異所性石灰化，骨軟化症（アルミニウム骨症），無形成骨症，骨粗鬆症などの骨病変（腎性骨異栄養症）を合併します．検査としては，血清 Ca，P，intact PTH（または whole PTH），ALP の測定と腎機能の評価をします．PTH の自律性分泌（血清 Ca 値に対して PTH 値が高い）を確認することで診断します．Ca 値×P 値が 55 を超えると異所性石灰化（血管石灰化）が出現してきます．超音波検査，^{99m}Tc-MIBI シンチグラフィ，CT，MRI で副甲状腺の過形成を確認します．単純 X 線撮影

による骨折の評価とDXA法による骨密度測定も行います．治療にはCaとビタミンDの補充やP吸着療法を行います．CaとビタミンDによる補充療法では血清Caを正常（Ca値×P値55以下）に保ちます．PTHが70 pg/mLを超えたら活性型ビタミンD製剤の経口投与を開始します．アルファカルシドール，カルシトリオールは低Ca血症に適応があります．ファレカルシトリオールと注射薬のカルシトリオール，マキサカルシトール，CaSR作動薬（シナカルセト）の適応は維持透析下のSHPTです．シナカルセトはPTH 300 pg/mL以上の中等度SHPTにおいて，PTHの分泌抑制作用と反復投与による副甲状腺細胞増殖抑制作用が期待できます．PTH 400 pg/mL以上の高度SHPTでは，副甲状腺PEITや副甲状腺摘出術を考慮します．透析中の慢性腎不全患者には，高P血症に対し，沈降炭酸Ca，セベラマー塩酸塩，炭酸ランタン水和物によるP吸着療法を行います．

3）悪性腫瘍に伴う高Ca血症（malignancy-associated hypercalcemia：MAH）

　MAHはPTHrpによる液性悪性腫瘍性高Ca血症（humoral hypercalcemia of malignancy：HHM），骨転移による局所骨融解性高Ca血症（local osteolytic hypercalcemia：LOH）のほか，1,25(OH)$_2$D産生腫瘍や異所性PTH産生腫瘍によるものがあります．高Ca血症は成人担癌患者の10～20％にみられます．HHMが約7割，LOHが約3割で，1,25(OH)$_2$D産生腫瘍や異所性PTH産生腫瘍は稀です．悪性腫瘍や骨転移による症候と高Ca血症による症候が認められます．高Ca血症は他の原因によるものより高度なことが多いのが特徴です．尿の濃縮障害による口渇・多飲・多尿，頭痛・易疲労感・全身倦怠感・脱力などの神経筋症状，食欲不振・便秘・嘔気・嘔吐などの消化器症状があらわれ，高Ca血症がさらに高度になると集中力や思考力の低下・傾眠傾向・意識障害・昏睡に至るまでの精神症状が出現してきます．血清Ca，血清P，尿中Ca，血清PTH，血清PTHrp，血清1,25(OH)$_2$D，骨吸収マーカー，骨形成マーカーを測定して表2に示す疾患の鑑別を行います．

　診断の手順は，補正血清Ca値10.3 mg/dL以上でPTHが高値ならまず

表2 悪性腫瘍に伴う高Ca血症の原因

①HHM：悪性腫瘍が過剰に産生・分泌するPTH関連ペプチド（PTHrp）による．PTHと同じくPTH1Rに結合するが，骨形成は抑制されている（PHPTでは亢進している）．

②LOH：乳癌や前立腺癌の骨転移，多発性骨髄腫による局所的な骨吸収の亢進による．血清Pは高値になる（PHPTやHHMでは低値になる）．

③1,25(OH)$_2$D産生腫瘍：サルコイドーシスや結核性肉芽腫などの慢性肉下腫症同様，1α水酸化酵素の発現が亢進し，1,25(OH)$_2$Dが過剰に産生される．悪性リンパ腫や卵巣癌での報告がある．ビタミンD中毒同様，血清Pは高値になる．

④異所性PTH産生腫瘍：肺癌，膵癌，甲状腺癌などで報告があるが，きわめて稀である．

はPHPTを考えます（異所性PTH産生腫瘍はきわめて稀）．PTHが低値ならPTHrPを測定し，高値ならHHM，PTHrPも低値ならLOHを考えます．PTHが低値で1,25(OH)$_2$Dが高値ならビタミンD中毒や慢性肉下腫症，1,25(OH)$_2$D産生腫瘍を考えます．

治療には，まず輸液を開始します．生理食塩水の点滴静注は脱水を改善して腎前性腎不全を予防し，尿中Ca排泄を増加して高Ca血症を改善します．脱水の改善後はループ利尿薬（の併用）でさらに尿中Ca排泄を促します．カルシトニンは破骨細胞の機能抑制（アポトーシスの誘導）と腎でのCa排泄刺激により迅速な効果が期待できます．ただし，受容体数の減少によりその効果は通常持続しません．これをエスケープ現象といいますが，副腎皮質ホルモン薬の併用により受容体の感受性が亢進し，ある程度の抑制効果が期待されます．BPやデノスマブ（ランマーク®）も破骨細胞のアポトーシスを誘導しますが，効果の発現までに2日以上を要します．骨転移の進展を抑制するため，LOHでは高Ca血症がなくても使用が推奨されます．デノスマブはRANKLに対するモノクローナル抗体で，破骨細胞の機能を抑制しますが，適応は「多発性骨髄腫による骨病変および固形癌骨転移による骨病変」に限られています．BPやデノスマブの使用時は顎骨壊死の予防のために先に口腔ケアを行っておきます．また，尿中Ca排泄促進作用とビタミンD作用抑制効果を期待して，慢性肉芽腫症や1,25

(OH)$_2$D 産生腫瘍では副腎皮質ホルモン薬が用いられます．悪性腫瘍に伴う高 Ca 血症の予後は原疾患に依存します．

B ▶ 副甲状腺ホルモン欠乏症

1. 副甲状腺機能低下症

　副甲状腺機能低下症は欠損や自己免疫機序などによる副甲状腺自体の障害（原発性）や PTH の分泌不全によるもの（副甲状腺機能低下症）と，分泌は保たれているにもかかわらず標的臓器の PTH に対する不応性（偽性）からくる作用不全によるもの（副甲状腺機能抵抗症）に大別されます．いずれも低 Ca 血症や高 P 血症などの副甲状腺機能低下状態を呈します．PTH の分泌不全によるものは遺伝子異常による先天性と頸部術後などの続発性，原因不明の特発性副甲状腺機能低下症（IHP）に分けられますが，続発性以外の頻度は少ないです．副甲状腺機能低下症は低 Ca 血症による症状（口周囲や手足のしびれ，錯感覚，テタニー，全身痙攣）と検査所見（低 Ca 血症，正～高 P 血症，intact PTH 低値）により診断します 表3．

指定難病 235　　　副甲状腺機能低下症
小児慢性特定疾病 79　その他の副甲状腺機能低下症
小児慢性特定疾病 80　副甲状腺欠損症

　治療は，テタニーや全身痙攣に対するグルコン酸 Ca の静脈投与と活性型ビタミン D 製剤による慢性期のコントロールです．

C ▶ 副甲状腺ホルモン抵抗症

1. 偽性副甲状腺機能低下症

　偽性副甲状腺機能低下症（PHP）は，外因性の PTH 負荷に対し尿中 cyclic AMP およびリン酸排泄促進反応両者に障害が認められる 1 型と，cAMP 排泄増加反応は保たれているものの尿中リン酸排泄促進反応が障害されている 2 型の 2 つの型に大別されます 表3．このうち 1 型はさらに，PTH 受容体からアデニル酸シクラーゼに情報を伝達する Gs 蛋白活性の低下を認

表3 偽性副甲状腺機能低下症の各種病型および類型疾患の診断基準

1) 低 Ca 血症：補正血清 Ca 値が 8.5 mg/dL 未満
2) 高 P 血症または正 P 血症：成人 3.5 mg/dL 以上，小児 4.5 mg/dL 以上（思春期の小児では 4.5 mg/dL 以下の場合がある）
3) 腎機能ほぼ正常：血清 BUN 30 mg/dL 以下または血清 Cr 2 mg/dL 以下
   　　　　　　　　（eGFR 30 mL/min/1.73 m^2 以上）

原発性副甲状腺機能低下症（IHP）：intact PTH 30 pg/mL 未満
偽性副甲状腺機能低下症（PHP）：intact PTH 30 pg/mL 以上
1型 PHP：上記で，Ellsworth-Howard 試験で尿 cAMP 増加反応陰性
2型 PHP：上記で，Ellsworth-Howard 試験で尿 cAMP 増加反応陽性

(山本通子，他．日内会誌．1982：58：1080-94 より一部改変)

表4 偽性副甲状腺機能低下症（PHP）の分類

	尿 cAMP 反応	尿リン酸反応	他のホルモン抵抗性	AHO	原因
PHP 1a 型	↓	↓	＋(TSH，グルカゴン，ゴナドトロピンなど)	＋	Gsα 変異
偽性 PHP	正常	正常	－	＋	Gsα 変異
PHP 1b 型	↓	↓	－	－	GNAS1 インプリンティング異常
PHP 1c 型	↓	↓	＋	＋	Gsα 活性正常(Gsα 変異)
PHP 2 型	正常	↓	－	－	一部はビタミンD欠乏やミオトニックディストロフィによる

める 1a 型，アデニル酸シクラーゼの catalytic unit の異常が想定される 1c 型と，これらに異常を認めない 1b 型に細分されます．PHP の過半数は 10 歳前後までに発見されます．大部分は 1 型で，その約半数が 1a 型です．2 型と報告された患者の中には，その後他の疾患と判定されたものが多く，2 型の存在自体にも疑問が残されています．PHP1 型では PTH 受容体からアデニル酸シクラーゼ系の間に異常が存在するのに対し，2 型では cAMP 産生以降の細胞内情報伝達系に問題があるものと想定されています．1a 型では家系により多様な Gsα サブユニット遺伝子（GNAS）の変異が報告

されています．1b 型は *GNAS* のゲノムインプリンティングの異常と考えられています．1c 型は当初の報告例以降ごく少数例しか症例は確認されていません．2 型の病因は不明です 表4．

　副甲状腺機能低下症の症候は手指や口唇のしびれ，助産師手，四肢の痙攣などのテタニー症状です．Chvostek 徴候（耳の前の顔面神経を軽く叩くことにより同側の顔面筋の収縮による口唇の攣縮や全顔面筋の痙攣）や Trousseau 徴候（マンシェットを用いた 3 分間の収縮期血圧以上の圧迫による手足痙縮．母指の内転，MCP 関節の屈曲，IP 関節の伸展，手関節の屈曲による助産師手の出現）が陽性になります．PHP においても症状の大部分は低 Ca 血症に基づくものです．神経・筋の興奮性亢進によるものとして，全身痙攣，てんかん，テタニー発作，感覚異常などの他，Chvostek 徴候，Trousseau 徴候などを認めます．その他にも精神・神経系の機能異常として精神不穏状態，不安，抑うつ，知能発育遅延，認知障害などがみられます．また，皮膚は乾燥し，湿疹などを伴う場合もあります．循環器症状としては，心電図での QTc 延長の他，心不全，低血圧などをきたす場合があります．他に，白内障や，歯牙発育障害，大脳基底核石灰化がしばしばみられます．PHP1a 型では，Albright 骨異栄養症（AHO）による円形顔貌，短躯，第 4 中手骨・中足骨の短縮や皮下骨腫，肥満などを認めます．また，1a 型と同様の AHO を示しますが，腎の PTH 反応性は障害されておらず血中 Ca やリン濃度に異常を認めない状態は偽性 PHP（偽性偽性副甲状腺機能低下症）とよばれます．偽性 PHP も *GNAS* の変異で生じ，両者の違いは変異遺伝子が両親のどちらに由来するかにより決定されます．すなわち，変異 *GNAS* が母親に由来する場合は PHP1a 型となり，父親に由来する場合は偽性 PHP となります．副甲状腺機能低下症の検査項目は補正血清 Ca と P，iPTH で，PHP が疑われる場合は Ellsworth-Howard 試験を行います 表5．

指定難病 236　　　偽性副甲状腺機能低下症
小児慢性特定疾病 9　偽性副甲状腺機能低下症
小児慢性特定疾病 8　偽性偽性副甲状腺機能低下症

　治療は，テタニー発作や全身痙攣など，低 Ca 血症に伴う重篤な急性期

表5 Ellsworth-Howard 試験の方法

前処置：
1週間前からP吸収阻害薬やCa製剤を中止．前日から乳製品を制限．当日は乳製品を含まない朝食は可．
実施方法：

	9時	10時	11時	12時	13時	14時	15時
飲水	200 mL	200 mL	200 mL	200 mL	200 mL	200 mL	200 mL
		完全排尿	採尿(U1)	採尿(U2)	採尿(U3)	採尿(U4)	採尿(U5)[*1]
				採血[*2]，PTH注射[*3]			

[*1] 尿量，P，Cre，cyclic AMP
[*2] Ca，アルブミン，P，Cre
[*3] テリパラチド酢酸塩（検査薬）100単位を生食3 mLに溶解し，3分以上かけてゆっくり静注
判定基準：
1) Creによる採尿評価：(U4+U5)/(U2+U3)＝0.8〜1.2
2) リン酸反応：(U4+U5)−(U2+U3)≧35 mg (/2h)「ただし，U2+U3≧10 mg (/2h) かつ |U2−U3| <17.5 mg (/h) であること」
2) cAMP反応：U4−U3≧1 μmol/h および U4/U3≧10倍

症状に対してCa製剤の経静脈的投与を行います．急速な血清Ca濃度の変化により徐脈や不整脈などの心機能異常が出現することがあるので点滴中は心電図モニターを行います．長期的には活性型ビタミンD_3製剤による血中Ca濃度の維持が治療の目標となります．Ca製剤の併用は腎結石や腎障害のリスクを増加させるので避けます．同様に，過剰投与による高Ca血症を避けるのはもちろんですが，あくまでもテタニーやしびれ感などの自覚症状がない程度の必要最少量を用います．PHPでは，ほぼ生理量の活性型ビタミンD_3製剤の投与により，高Ca尿症をきたすことなく血中Ca濃度の正常化が期待できます．血清Ca濃度が8.5〜9.0 mg/dLで，かつ早朝空腹時の尿中Ca/Cre比が0.3を超えない範囲に維持することを目標にして，維持投与量を決定します．尿中・血中Caの変動を高め管理を難しくするため，Ca製剤の補充は原則行いません．Gs蛋白は副甲状腺だけでなく他のホルモンの情報伝達系にも介在しているため，甲状腺機能低下症や性腺機能低下症などを合併している場合は補充療法が必要です．低

Ca血症に伴う重篤な急性期症状の治療が奏効し，活性型ビタミンD_3製剤による維持治療により治療目標が達成されれば予後は良好です．

D ▶ ビタミンD過剰症

1. ビタミンD中毒症

　症候は易疲労，倦怠感，食欲不振，便秘，口渇・多飲・多尿に始まり，進行すると，集中力・思考力低下，頭痛，筋力低下，嘔気・嘔吐をきたします．最近，骨粗鬆症薬として用いられる活性型ビタミンD製剤によるビタミンD中毒が増えています．特にエルデカルシトール（エディロール®）は血中半減期が長く，血中Caが上昇しやすいといわれています．添付文書にも「血清Ca値を定期的に測定し，高Ca血症を起こした場合には，直ちに休薬すること．休薬後は，血清Ca値が正常域まで回復した後に，1日1回0.5μgで投与を再開すること．なお，本剤1日1回0.5μg投与による骨折予防効果は確立していないため，漫然と投与を継続せず，患者の状態に応じ，1日1回0.75μgへの増量または他剤による治療への変更を考慮すること」と記載されています．ビタミンDによる高Ca血症は尿路結石や急性腎不全の原因にもなりますので，定期的な（3〜6カ月に1回程度の）血液検査を心がけましょう．

E ▶ ビタミンD欠乏症

1. 骨軟化症・くる病

　ビタミンDの作用不足やPの喪失（低P血症）が原因となり，小児では骨の変形・成長障害，歩行障害（くる病），成人では骨痛・筋力低下，胸郭・大腿骨・膝関節・脊椎の変形や骨折（骨軟化症）を引き起こします．骨軟化症とは軟骨や骨基質の石灰化障害により石灰化骨が減少し，ハイドロキシアパタイト結晶が沈着していない類骨（未石灰化類骨）の割合が増加する疾患です．成長期（成長軟骨帯＝骨端線の閉鎖以前）に発症したものをくる病とよび，小児では骨の変形，成長障害，歩行障害を呈します．

各論

ちなみに，骨粗鬆症とは「骨強度の低下を特徴とし，骨折の危険性が増大しやすくなる骨格疾患」で，骨軟化症と異なり骨石灰化障害はなく，石灰化骨と類骨（非石灰化骨）の割合は変化せず，骨全体の量が減少しています（くる病・骨軟化症では全骨量は減少していません）．

摂取不足によるビタミンD欠乏症は母乳栄養やアレルギーなどのために食事制限を受けている児に起こりやすく，適切な治療により骨X線所見は半年以内に改善し，ビタミンD欠乏の原因の除去により再発は予防できます．

骨軟化症・くる病の診断手順として，まず石灰化障害を引き起こすアルミニウムやビスホスホネートなどの薬剤性を除外します．次に25(OH)Dを測定して20 ng/mL未満であればビタミンD欠乏かリファンピシンなどによるビタミンD活性化（25水酸化）障害を考えます．25(OH)Dが20 ng/mL以上で1,25(OH)Dが低値であればビタミンD依存症1型，高値であれば高Ca尿症を伴う低P血症性くる病（hereditary hypophosphatemic rickets with hypercalciuria: HHRH）かビタミンD依存症2型を考えます．血清Pが低値でFGF23（保険未収載）が30 pg/mL以上であればFGF23関連低P血症性くる病・骨軟化症を考えます．特に成人では腫瘍性骨軟化症の局在診断のために選択的末梢静脈サンプリングが行われます．FGF23が30 pg/mL未満であればPの摂取不足か吸収障害を除外したあと，蛋白尿やアシドーシスがあれば腎尿細管障害によるもの（Fanconi症候群，Dent病，薬剤性）を考えます．

ビタミンD欠乏ではありませんが，半年に1回皮下投与する注射薬の骨粗鬆症治療薬のデノスマブ（プラリア®）では，注射後1週間をピーク（ナディア）に血清Ca値が低下します．特に腎機能が低下している患者では増強・遷延するので注意が必要です．デノタス®という沈降炭酸カルシウム/コレカルシフェロール（天然型ビタミンD）/炭酸マグネシウム配合錠を併用しますが，定期的な血液検査は必要です．また，同様に1年分のビスホスホネート製剤を一度に点滴静注するゾレドロン酸（リクラスト®）においても低Ca血症がみられ，14日以内の血液検査が推奨されています．

F ▶ ビタミン D 抵抗症

　ビタミン D 抵抗症は，ビタミン D 依存性とビタミン D 抵抗性に大別されます．くる病・骨軟化症，筋力低下，テタニー，痙攣，低 P 血症，高 ALP 血症，高 PTH 血症を示します．ビタミン D 依存性くる病・骨軟化症はビタミン D 依存症ともよばれ，遺伝的に天然型ビタミン D に対する抵抗性があり，生理量のビタミン D では間に合いません．生後数カ月以内に，くる病所見や低 Ca 血症によるテタニー・けいれんで発症します．腎臓の 25 水酸化ビタミン D-1α 水酸化酵素遺伝子（*CYP27B1*）の不活性型変異によりビタミン D 活性化が障害されるビタミン D 依存症 1 型(vitamin D-dependent rickets, type 1：VDDR 1) と，ビタミン D 受容体（*VDR*）遺伝子の不活性型変異によりビタミン D の作用が障害されるビタミン D 依存症 2 型（vitamin D-dependent rickets, type 2：VDDR 2）に分類されています．2 型では治療抵抗性の禿頭を伴います．成人では下肢から始まり，徐々に増悪する骨痛と筋力低下を訴えます．胸郭や大腿骨，膝関節，脊椎の変形や骨折を認めます．血液検査では低 P 血症，高 ALP 血症（骨型 ALP），高 PTH 血症を認め，血中 1,25(OH)$_2$D 濃度は 1 型で低値，2 型では高値です．単純 X 線検査では骨幹端の杯状陥凹，骨端線の拡大，毛羽立ちなどのくる病所見を認め，骨密度は低下します．

指定難病 239　　　ビタミン D 依存性くる病/骨軟化症 1 型
　　　　　　　　　（ビタミン D 依存症 1 型）
指定難病 239　　　ビタミン D 依存性くる病/骨軟化症 2 型
　　　　　　　　　（ビタミン D 依存症 2 型）
小児慢性特定疾病 76　ビタミン D 依存性くる病

　治療は生理量（3,000〜4,000 単位）のビタミン D の 4 週間投与に反応しませんが，活性型ビタミン D なら通常量でよくなります．アルファカルシドールを，初期量として 0.1 μg/kg/日，維持量として 0.05 μg/kg/日投与すると，早期に血清 Ca 値は増加し，2〜3 カ月でくる病の骨所見の改善がみられます．一方，2 型では大量の活性型ビタミン D による治療が必要です．ただ，VDR の活性低下の程度には症例差があるので，その必要量は

表6 線維芽細胞増殖因子 23（fibroblast growth factor23：FGF23）とは

FGF23 は，2a 型および 2c 型 Na-P 共輸送体の腎尿細管での発現を低下させることにより P 再吸収を抑制すると共に，活性型ビタミン D3 [1,25(OH)$_2$D3] 産生酵素である 1α-水酸化酵素発現を低下させて 1,25(OH)$_2$D3 をより活性の低い代謝物へと変換する 24-水酸化酵素の発現を促進することにより，血中 1,25(OH)$_2$D 濃度を低下させる．1,25(OH)$_2$D3 は腸管 P 再吸収を促進するホルモンであるため，FGF23 は腎尿細管 P 再吸収と血中 1,25(OH)$_2$D 濃度の低下を介した腸管 P 吸収が抑制されて血中 P 濃度が低下する．

さまざまです．血清 Ca 値と尿 Ca 排泄量を指標に調節します．持続する低 Ca 血症には Ca 製剤を点滴で十分に投与する必要があります．経過中に自然寛解がみられる場合がありますが，多くの場合，適切な治療の継続は必要で，筋力低下や骨痛が改善しやすいですが，骨変形や低身長，禿頭などが持続し，服薬中止は困難です．

G ▶ FGF23 過剰症

ビタミン D 抵抗性くる病・骨軟化症は低リン血症性くる病・骨軟化症ともよばれます．FGF23 の過剰産生によることが明らかにされています．FGF23 は主に骨細胞によって産生され，腎尿細管 P 再吸収と血中 1,25-水酸化ビタミン D 濃度の低下を介する腸管 P 吸収の抑制により，血中 P 濃度を低下させるホルモンです 表6．

遺伝性のビタミン D 抵抗性くる病では，種々の遺伝子異常により骨での FGF23 産生が亢進します．また，後天性ビタミン D 抵抗性骨軟化症では腫瘍性に FGF23 が過剰産生されます．ビタミン D 依存性くる病・骨軟化症と異なり，天然型ビタミン D 治療による完治は望めません．筋力低下や骨痛が主徴で，適切な治療が行われないと著明な筋力低下から寝たきりになってしまうことがあります．O 脚や X 脚などの骨変形，成長障害，脊柱の弯曲，頭蓋癆（頭蓋骨全体の軟化），大泉門の開離，肋骨念珠（骨端線の石灰化障害により，X 線写真でまるく膨れた肋骨骨端部が数珠のように並んで見えること），関節腫脹を呈します．

小児慢性特定疾病 77　ビタミン D 抵抗性骨軟化症
小児慢性特定疾病 16　原発性低リン血症性くる病

　低 P 血症性くる病のうち FGF23 関連では，対症療法として活性型ビタミン D と P 製剤が用いられ，活性型ビタミン D の投与量は血清 Ca 値や尿中 Ca 排泄量を指標に，P 製剤の投与量は服用後の血清 P 値の上昇を指標に調節します．筋力低下や骨痛が改善されますが，下痢や高 Ca 血症による腎障害，二次性副甲状腺機能亢進症などの副作用が問題となります．また，成長障害はある程度改善しますが，成人後も平均身長まで到達せず，下肢の骨変形の完全な予防は困難とされています．生涯の服薬が必要です．HHRH では P 製剤のみの投与を行います．

| 各論 |

IV. 副腎疾患

　画像診断の進歩に伴い，健康診断や他の疾患の精査の過程で行ったCTやMRIで，たまたま副腎に腫瘍が発見される機会が増えています（0.5から1％の頻度）．副腎に偶然見つかった1 cm以上の腫瘍を副腎偶発腫（adrenal incidentaloma）と言いますが，その中には機能性腫瘍（ホルモン過剰産生腫瘍）や悪性の場合があります．すなわち，診断のポイントは機能性か？　悪性か？　です．一般には偶発腫における機能性腫瘍の頻度は10〜15％（サブクリニカルCushing症候群6％，褐色細胞腫3％，原発性アルドステロン症1％），副腎皮質癌2〜5％，副腎転移癌（約半数は両側性）1〜3％といわれています．厚生労働省の調査では，非機能性副腎腺腫51％，コルチゾール産生腺腫11％，褐色細胞腫9％，アルドステロン産生腺腫5％，副腎癌1％でした．正常の副腎は，辺縁滑らかな肉厚の三角帽子のような形状をしていて，そのサイズを正確に表現することは難しいですが，CTによる断面像では前後径（脚長）3 cm以下，厚み1 cm以下であり，片側重量は5〜10 gくらいです．良性・悪性の判別には大きさと画像所見が有用です 表1 ．腫瘍径が大きいほど癌の確率が高くなり，副腎癌の90％以上は発見時に4 cm以上です．しかし，4 cm以上の副腎腫瘍のうち80％は良性であるともいえます．単純（非造影）CTでは，Hounsfield unit（HU）値を参考にします（脂肪は－20〜－150 HU，腎臓は20〜150 HUです）．10 HU未満の腫瘍はほぼ100％良性ですが，腺腫の30％は10 HU以上を示すので注意が必要です．骨髄脂肪腫，腺腫，皮質癌，転移癌，褐色細胞腫の平均HU値は順に，＜－40, 16, 37, 39, 39とされています．造影CTでは造影効果の消失率を参考にし，良性では10分後の消失率が50％以上となります．MRIではT1強調とT2強調画像を参考にします．ガドリニウムによる造影効果は，良性腫瘍では弱く消失も早いですが，悪性腫瘍では早期に濃染し長く留まります．拡散強調画

表1 副腎腫瘍の画像検査

画像検査種類	CT 形状	CT Hounsfield unit (HU) 値	CT 造影効果	MRI	シンチグラフィ
非機能性腺腫	辺縁整で内部均一			正常部分より低い	
Cushing症候群（コルチゾール産生腺腫）	通常2cm以上．反対側や付随した正常副腎の萎縮（萎縮の明確な基準はない）	低〜正常吸収（典型的には10 HU以下，−10〜40 HU）	斑状に造影される	T1強調 in-phase/out-of-phase（opposed phase：化学シフト画像）における信号低下は微細な脂肪成分の存在を示唆	^{131}I-アドステロール
原発性アルドステロン症（アルドステロン産生腺腫）	通常3cm以下		ほとんどなし		^{131}I-アドステロール（デキサメタゾンによるACTH・コルチゾール抑制下）
褐色細胞腫	通常5cm以上 内部不均一（出血・変性・壊死を反映）	全体として高い（MEN2型に合併するような無症候性の小さなものでは内部均一でCT値も低い）	造影効果は高い（明らかな褐色細胞腫での造影は禁忌）	典型的にはT1強調で低信号，T2強調で高信号	^{131}I-または^{123}I-MIBG

像では化学シフトで脂肪の含量が推定できます．良性腺腫はout-of-phaseで暗く，in-phaseで明るく描出されます．FDG-PETは悪性病変の検出に優れています．画像所見から良性の可能性が高いと判断された非機能性の偶発腫は，悪性でないことを確認するために，6，12，24カ月後に画像検査でフォローし，必要に応じて機能検査を施行します．経過中に1cm以上増大するものは摘出の対象となりますが，増大しても悪性とは限りません．

各論

IV-1. 副腎皮質

　副腎皮質では，ミネラルコルチコイド，グルココルチコイド，副腎性アンドロゲンが産生されています．

A ▶ ミネラルコルチコイド過剰症

1. 原発性アルドステロン症

　ミネラルコルチコイドの主な作用は血圧上昇・Kの尿中排泄で，レニン，ACTH，Kにより分泌が刺激され，循環血液量の増加により抑制されます．過剰症は原発性アルドステロン症（primary aldosteronism：PA）で，高血圧，低K血症をきたし，筋力低下，四肢麻痺，口渇・多飲・多尿の症状が出現します．内分泌性高血圧症の最も多い原因疾患はPAです．高血圧診断ガイドラインでは，診療手順としてまずPAを除外することが推奨されています．PAとは腺腫や過形成病変によりアルドステロンの自律的過剰分泌が生じるものです．低レニン性高アルドステロン血症〔アルドステロン/レニン活性比（ARR）＞200〕でスクリーニングし（腎血管性高血圧などの続発性高アルドステロン血症では高レニン性高アルドステロン血症），機能確認検査（カプトプリル試験，フロセミド立位試験，生理食塩水試験のうち2つ以上）で臨床診断を行った後 表2 ，副腎病変の局在診断〔副腎静脈採血（adrenal venous sampling：AVS）〕を行います 表3 ．片側病変として，アルドステロン産生腺腫（aldosterone producing adenoma：APA），片側性副腎過形成（unilateral adrenal hyperplaia：UAH），片側性副腎多発微小結節（unilateral multiple micronodules：UMN），アルドステロン産生癌（aldosterone producing carcinoma：APC）が，両側病変として両側副腎過形成の特発性アルドステロン症（idiopathic hyperaldosteronism：IHA），両側副腎腺腫（bilateral APAs），遺伝性の糖質コルチコイド反応性アルドステロン症（glucocorticoid suppressive hyperaldosteronism：GSH）があります．APAが70%，IHAが20%で，その他の病型は稀です．PAではアルドステロンの過剰分泌によ

表2 原発性アルドステロン症の機能確認検査

【カプトプリル負荷試験】
 (1) 30 分安静臥位で（または座位）採血
 (2) カプトプリル（12.5 mg）4 錠（=50 mg）を服用
 (3) 60（90）分後に安静臥位（または座位）で採血
 (4) 判定：服用後の PAC/PRA 比>200（または PAC/ARC*比>40，
    または PAC>120 pg/mL）
    *ARC：活性レニン濃度＝PRC（血漿レニン濃度）

【フロセミド立位負荷試験】
 (1) 30 分安静臥位で採血
 (2) フロセミド 40 mg 静注
 (3) 2 時間立位（歩行可）を維持して座位で採血
 (4) 判定：負荷後 PRA<2.0 ng/mL/hr（または負荷後 ARC<8.0 pg/mL）

【生理食塩水負荷試験】
 (1) 30 分安静臥位で採血
 (2) 生理食塩水 2 L を 4 時間かけて点滴静注（例：午前 8 時から 12 時まで）
 (3) 4 時間後に安静臥位で採血を行う（負荷前採血の後，負荷後の採血の 30 分前までは，排尿時の歩行・移動は可）
 (4) 判定：負荷後 PAC>60 pg/mL（ダイナボット・リアキット II では，>8.5 ng/dL）
 (5) 検査中は血圧値や自覚症状を観察し，無理をせず安全を優先すること
 (6) 負荷後のレニン抑制が十分でない場合，続発性アルドステロン症の可能性にも留意する

表3 副腎静脈採血の判定基準

■ 副腎静脈へのカテーテル挿入成功の成否判定基準
ACTH 刺激後の副腎静脈血中コルチゾール濃度が 200 μg/dL 以上または下大静脈の 5 倍以上．

■ アルドステロン過剰分泌の左右差判定基準
①ACTH 刺激後の副腎静脈血中アルドステロン濃度が 14,000 pg/mL 以上．両側が 14,000 pg/mL 以上の場合は特発性アルドステロン症か両側腺腫，または，稀にグルココルチコイド奏効性アルドステロン症の可能性．
②Lateralized ratio（LR）=（高値側の A/C 比）/（低値側の A/C 比）≧2.6 の場合に高値側の片側病変とする［A/C=ACTH 刺激後の副腎静脈血中アルドステロン/コルチゾール比］（採取血液の希釈度をコルチゾールで補正）．Contralateral ratio（CR）=（低値側の A/C 比）/（末梢［下大］静脈の A/C 比）<1 の場合はより確実である（病変の反対側のアルドステロン産生の抑制を確認）

る Na 貯留 → 体液増加 → 高血圧，K 排泄増加による低 K 血症，HCO_3^- 増加による代謝性アルカローシス，アルドステロンによる臓器障害（脳出血・脳梗塞，心筋梗塞，心肥大，不整脈，腎不全など）をきたす疾患です．

| 各論

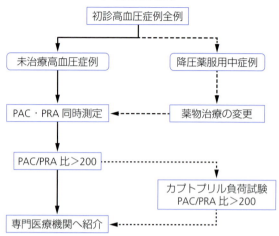

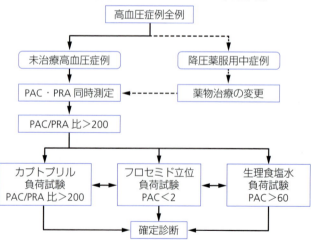

図1A 原発性アルドステロン症のスクリーニングと確定診断
(日内会誌. 86S, 2010より)

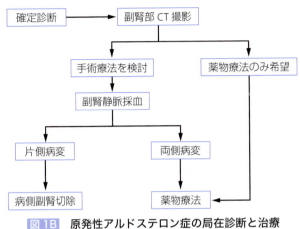

図 1B 原発性アルドステロン症の局在診断と治療
(日内会誌, 86S, 2010 より)

頻度は高血圧患者の 5〜20％ とされていますので，全ての高血圧患者で一度はスクリーニングするのが望ましいといえます．特に，①160/100 mmHg 以上や治療抵抗性の高血圧，③低 K 血症，④副腎腫瘍，⑤40 歳以下で脳卒中の既往，⑥家族歴，⑦糖尿病があれば積極的なスクリーニングが勧められています．典型例の主症状は高血圧と低 K 血症です．低 K 血症により筋力低下や四肢麻痺，口渇・多飲・多尿を訴えます．ただし，低 K 血症を呈するのは PA の 20％ です．食塩負荷により低 K 血症が惹起されます．

図1 に PA 診断の流れを示します．血漿アルドステロン濃度（PAC）と血漿レニン活性（PRA）または血漿レニン濃度（PRC）を同時に測定して，PAC/PRA＞200（PAC の単位が pg/mL の場合，ng/dL の場合は＞20）または PAC/PRC＞40 の場合に，カプトリル負荷試験を施行し，同様の結果が得られたら，フロセミド立位負荷試験（PRA＜2）and/or 生理食塩水負荷試験（PAC＞60）で確定診断となります．ただ，フロセミド立位負荷試験は患者さんの負担が大きいので，当院ではその代わりとして，デキサメタゾン抑制迅速 ACTH 試験を「試行」しています．

小児慢性特定疾病 1　原発性アルドステロン症

治療は，片側副腎病変なら摘出（腹腔鏡下副腎摘出術），片側病変でも手術を希望しない例・手術不能例（ただし，この場合通常局在診断は行いません），両側病変ならアルドステロン受容体拮抗薬（または，片側副腎の摘出と反対側副腎の部分摘出）で治療します．術後一過性に腎血流量の低下による腎機能低下を認める例がありますが，Cre 上昇は通常数年以内に是正されます．また，術後の過度の減塩や過剰な K 摂取に注意します．GSH では第 8 染色体上のアルドステロン合成酵素（CYP11B2）遺伝子とステロイド 11β-水酸化酵素（CYP11B1）遺伝子の不均等交差によりキメラ遺伝子 CYP11B1-CYP11B2 が生じ，副腎皮質束状層での異所性過剰発現により，ACTH 依存性のアルドステロン過剰産生が起こります．したがって，副腎皮質ホルモン薬（デキサメタゾン）内服で ACTH を抑制すると，アルドステロン産生が抑制され血圧も低下します．

　PA は適切に治療されれば心血管系イベントを減らすことができます．逆に，放置すると脳卒中，心筋梗塞，不整脈，腎不全を合併することになります．APA では腺腫摘出後に高アルドステロン血症は改善し，多くの場合血圧は低下しますが，30％の症例では正常化までには至りません．罹病期間や本態性高血圧・肥満の合併による影響が考えられます．しかし，高アルドステロン血症自体が脳血管疾患や心肥大などの危険因子であるため，早期診断・治療が推奨されています．

2．偽性アルドステロン症

　ミネラルコルチコイド作用を有する医薬品によるものや，Liddle 症候群，ミネラルコルチコイド過剰（AME）症候群，先天性副腎皮質過形成など遺伝子の異常による疾患，11-デオキシコルチコステロン（DOC）産生腫瘍などが含まれます．甘草（成分のグリチルリチン）には 11β-HSD type 2 の活性を抑制する作用があり，後天性に AME 症候群を呈するので，長期にわたる漢方薬の使用には注意が必要です．

1）Apparent mineralocorticoid excess（AME）症候群

　HSD11B2 障害により血中コルチゾールが著増し，MR に結合して高血

圧となります．

小児慢性特定疾病 86　見かけの鉱質コルチコイド過剰症候群
　　　　　　　　　（AME 症候群）

　食塩制限，K 製剤，抗アルドステロン薬を組み合わせて治療します．必要に応じて Ca 拮抗薬や ACE 阻害薬を併用します．

2）リドル（Liddle）症候群

　膜表面上のチャネル数が増加し，Na の再吸収が増加するため，食塩感受性高血圧を発症する疾患です．

小児慢性特定疾病 87　リドル（Liddle）症候群

　食塩制限とトリアムテレン（アミロライド感受性上皮 Na チャネル阻害薬）で治療します．

B ▶ グルココルチコイド過剰症

1．副腎性 Cushing 症候群

　グルココルチコイドの主な作用は血糖上昇，K の尿中排泄，好酸球減少で，ACTH により刺激され，外因性ステロイドによるネガティブフィードバックにより抑制されます．Cushing 症候群とは，グルココルチコイド過剰症では高コルチゾール血症に伴って糖代謝・脂質代謝・循環の異常・蛋白異化・免疫力低下などをきたす病態です．中枢性（下垂体性）と原発性がありますが，副腎性 Cushing 症候群は腺腫，皮質癌，過形成からの自律性コルチゾール分泌を原因とした ACTH 非依存性のものをさします．特異的症候（Cushing 徴候）として満月様顔貌，中心性肥満，水牛様脂肪沈着，皮膚の伸展性赤紫色皮膚線条，皮膚の菲薄化や皮下溢血，近位筋萎縮による筋力低下，小児では肥満を伴った成長遅延などがあります．非特異的症候として高血圧，月経異常，痤瘡，多毛，浮腫，耐糖能異常，骨粗鬆症，脂質異常症，精神異常（うつなど）があります．腺腫や癌で副腎アンドロゲンの自律分泌を認める場合には男性化徴候を示します．片側性副腎皮質腺腫または癌の場合は対側の健常副腎は ACTH 抑制のため萎縮して見え

表4　ステロイド合成阻害薬

- **メチラポン（メトピロン®）**
  【適応】　下垂体 ACTH 分泌予備能の測定・Cushing 症候群
  【用法】
  1. 下垂体 ACTH 分泌予備能の測定：成人1回 500～750 mg を1日6回4時間毎に経口投与．
     小児1回 15 mg/kg 相当量を1日6回4時間毎に経口投与．ただし，1回の最小量は 250 mg．
  2. Cushing 症候群：成人・小児1回 250 mg～1 g を1日1～4回経口投与，適宜増減．

- **トリロスタン（デソパン®）**
  【適応】　特発性アルドステロン症・手術適応とならない原発性アルドステロン症および Cushing 症候群
  【用法】　成人：初期投与量として1日 240 mg（4錠）を3～4回に分割投与．維持量として1日 240～480 mg（4～8錠）を3～4回に分割投与，適宜増減．

- **ミトタン（オペプリム®）**
  【適応】　副腎癌・手術適応とならない Cushing 症候群
  【用法】　成人1回1～2カプセル1日3回経口投与から開始し，有効量まで漸増し，以後，症状，血中・尿中ステロイド濃度，副作用などにより適宜増減．

ることが多いです（萎縮の明確な定義はありませんが）．腺腫では脂肪成分が多いため，典型例では非造影 CT で 10 HU 未満の低吸収値を示します．

小児慢性特定疾病 12　副腎腺腫

小児慢性特定疾病 14　その他の Cushing 症候群

　副腎摘出により治療が可能ですが，手術不能例ではステロイド合成阻害薬 表4 でコルチゾールのコントロールを行います．

2. 副腎皮質結節性過形成

　副腎皮質結節性過形成は従来 AIMAH（ACTH 非依存性大結節性過形成）とよばれていましたが，必ずしも ACTH 非依存性でないことがわかりましたので，最近は BMAH（両側性大結節性過形成），または PMAH（原発性大結節性過形成）とよばれています．

小児慢性特定疾病 13　副腎皮質結節性過形成

　治療には両側副腎摘出あるいは片側副腎摘出＋対側部分切除を行います．

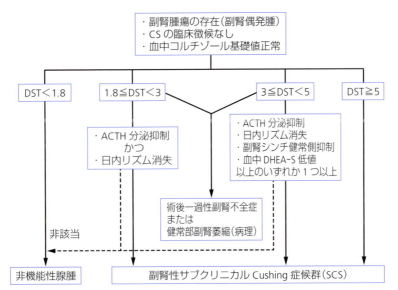

図2 副腎性サブクリニカル Cushing 症候群診断アルゴリズム

CS：Cushing 症候群
DST：1 mg dexamethasone 抑制試験，数字は血中コルチゾール値（μg/dL）
ACTH 分泌抑制：血中 ACTH＜10 pg/mL または CRH 負荷に対する低反応（＜1.5 倍）
日内リズム消失：21〜24 時血中コルチゾール≧5μg/dL

3. 副腎性サブクリニカル Cushing 症候群

　サブクリニカル Cushing 症候群（SCS）は，以前はプレクリニカル Cushing 症候群とよばれていましたが，「プレというのは，いずれオバート（顕性）の Cushing 症候群になるような印象を与えるが，実際はそうでもない，すなわち，年数が経っても Cushing 徴候を示すようにならないものがほとんどである」ことから，のちに改名されました．これは，サブクリニカル（潜在性）甲状腺機能低下症と似ています．こちらも，いずれ顕性の甲状腺機能低下症に移行するものと，そうでないもの（いつまで経っても潜在性のままであるもの）に分かれます．したがって，SCS は潜在性 Cushing 症候群という日本語でもいいかもしれません．現実には，日本内分泌学会が提唱している図2のアルゴリズムで診断される SCS には，かろうじて基準を満たすものから，「コルチゾールは正常上限，ACTH は感度以下

に抑制，日内リズムは消失，腫瘍の周りの正常副腎組織や反対側の副腎全体が萎縮様に見えるけれども，典型的な Cushing 徴候を欠く」ような限りなく顕性 Cushing 症候群に近いものまで，様々な程度のものを含んでいます．

手術適応は症例毎に検討します．CS に近いものは腫瘍の摘出（腫瘍側副腎の摘除）により，高血圧や糖尿病，骨粗鬆症の改善につながるかもしれません．一方，非機能性に近いものは大きさにもよりますが経過観察も選択肢になります．

C ▶ ミネラルコルチコイド欠乏症

低血圧，低 Na 血症，高 K 血症（倦怠・脱力感，筋力低下・四肢麻痺），脱水，代謝性アシドーシスを呈します．Addison 病のような ACTH 過剰による全身の色素沈着はありません．低レニン性低アルドステロン症の原因は不明です．アルドステロン合成酵素欠損の場合はネガティブフィードバックにより血漿レニン活性または濃度は高値になります．

小児慢性特定疾病 68　低レニン性低アルドステロン症
小児慢性特定疾病 69　アルドステロン合成酵素欠損症
小児慢性特定疾病 70　その他の低アルドステロン症

食塩投与，K 製剤に加えてフルドロコルチゾン（フロリネフ®）を補充します．ショック時には生理食塩水の補液が必要です．

D ▶ グルココルチコイド欠乏症

1. Addison 病

グルココルチコイド欠乏症状である易疲労・倦怠感，筋力低下，意識障害（低血糖），体重減少，食欲低下，悪心・嘔吐・下痢，腹痛，精神症状（無気力・不安・うつ），皮膚色素沈着（ACTH 過剰による）と，ミネラルコルチコイド欠乏症状である低血圧，低 Na 血症，高 K 血症（倦怠・脱力感，筋力低下・四肢麻痺），脱水，代謝性アシドーシス，さらに女性では腋毛・陰毛の脱落をきたします．原発性慢性副腎皮質機能低下症は先天性と

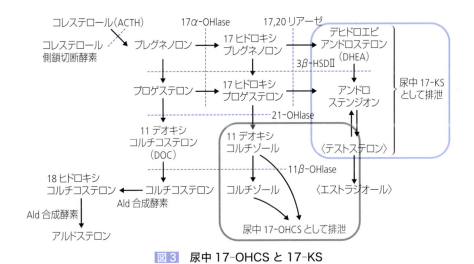

図3 尿中 17-OHCS と 17-KS

後天性に大別されます．英国内科医の Thomas Addison が 1855 年最初に報告した Addison 病は後天性のものを総称します．一方，その後同定された副腎皮質ステロイド合成酵素欠損による先天性副腎皮質過形成症，先天性副腎低形成，ACTH 不応症などの先天性のものは別に扱われています．Addison 病（後天性）の病因として，自己免疫性副腎皮質炎による特発性と，感染症などによる続発性があります．特発性ではしばしば他の自己免疫性内分泌異常を合併し，自己免疫性多内分泌腺症候群（APS）とよばれ，粘膜皮膚カンジダ症・特発性副甲状腺機能低下症・副腎不全（Addiosn 病）を 3 徴とする APS 1 型 (autoimmune polyendocrinopathy-candidiasis-ectodermal syndrome: APECED) と，橋本病による原発性甲状腺機能低下症を合併（Schmidt 症候群），1 型糖尿病を合併，その両者を合併（Carpenter 症候群）する APS2 型があります．特発性 Addison 病ではステロイド合成酵素の P450c21，P450c17 などを標的自己抗原とした抗副腎抗体が 60～70％の症例で検出されます．感染症に続発するものでは結核性が代表的ですが，真菌性や後天性免疫不全症候群（AIDS）に合併するものが増えてきています．易疲労感，全身倦怠感，脱力感，筋力低下，体重減少，低血圧，食欲不振・悪心・嘔吐・下痢などの消化器症状，無気力・不

安・うつなどの精神症状などの多彩な副腎皮質ホルモン欠落症状を訴えます．色素沈着が皮膚，肘や膝などの関節部，爪床，口腔内にみられます．

指定難病 83　　　　Addison 病
小児慢性特定疾病 85　その他の慢性副腎皮質機能低下症（Addison 病）

　検査所見では全ての副腎皮質ホルモンの低下(血中・尿中コルチゾール，アルドステロン，副腎性アンドロゲン，尿中 17-OHCS，17-KS 図3）と血中 ACTH，レニンの上昇を認めます．副腎皮質ホルモンは ACTH 負荷試験に反応しません．

　治療には，急性副腎不全発症時にはグルココルチコイドとミネラルコルチコイドの速やかな補充と水分・塩分・糖分の補給が必要で，治療が遅れれば生命にかかわります．生涯にわたるグルココルチコイドとミネラルコルチコイド（新生児期・乳児期には食塩）の補充が必要となりますが，発熱などのストレス時には副腎不全を起こして重篤な状態に陥るおそれがあるため，通常の2〜3倍量のグルココルチコイドを服用するよう指導します．

　実臨床でしばしば問題になるものに医原性副腎不全があります．治療のためにステロイド（グルココルチコイド製剤）を連用すると副腎機能が抑制され，長期間続くと副腎が萎縮してしまいます．なんらかの理由でステロイドの投与が中止されると，萎縮した副腎は反応できず，副腎クリーゼを起こすことがあります．特に，蕁麻疹，湿疹・皮膚炎，薬疹，アレルギー性鼻炎に適応のあるセレスタミン®にはベタメタゾン（プレドニゾロン換算で1錠中 2.5mg）のステロイドが含まれており，かゆみ止めとしての安易な長期使用はやめてください．

自己免疫性多内分泌腺症候群（APS）

　要するに，複数の内分泌腺を巻き込んだ自己免疫性疾患です．1型は *AIRE* 遺伝子変異によるもので Addison 病に粘膜皮膚カンジダ症を伴います．2型は Addison 病を含む，3型は含まない自己免疫性多内分泌腺症候群です．

小児慢性特定疾病 35　APS 1 型
小児慢性特定疾病 36　APS 2 型

治療はそれぞれの病態に対する対症療法にとどまります．

2. 先天性副腎低形成症

　ミネラルコルチコイドのアルドステロン，グルココルチコイドのコルチゾール，副腎アンドロゲンのデヒドロエピアンドロステロン（DHEA）やデヒドロエピアンドロステロン硫酸塩（DHEA-S）の合成・分泌が先天性に障害された病態です．原因遺伝子として，副腎の発生・分化に関わる転写因子（DAX-1・SF-1），ACTH 不応症となる ACTH 受容体（*MC2R*）や ACTH 受容体相互作用蛋白（*MRAP*），Triple 症候群（Allgrove 症候群；ACTH 不応症，無涙症とアカラシア）を呈する（*ALADIN*），原因遺伝子が不明な IMAge 症候群（子宮内発育不全，骨幹端異形成，停留精巣・小陰茎などの外陰部異常，副腎低形成）があります．*DAX-1* 遺伝子を含む大きな遺伝子欠失のために近傍のデュシェンヌ型筋ジストロフィ遺伝子やグリセロールキナーゼの欠損を伴う隣接遺伝子症候群によるものにも合併します．さらに，続発性（中枢性）として下垂体の発生に関与する遺伝子（*PROP1*，*HESX1*，*LHX4*，*TPIT*，*GLI2* など）や ACTH 合成異常によるものがあります 表5．副腎白質ジストロフィでは，症候の一部として副腎皮質細胞の膨化〜萎縮を認め，副腎不全をきたします．

指定難病 82	先天性副腎低形成症
小児慢性特定疾病 82	DAX-1 異常症（X 連鎖性）
	SF-1/Ad4BP 異常症（常染色体性）
	IMAge 症候群（原因不明）
指定難病 20	副腎白質ジストロフィ

　治療は，新生児・乳児期には食塩の補充もしますが，生涯にわたってグルココルチコイドとミネラルコルチコイドの補充が必要です．急性副腎不全発症時はグルココルチコイドとミネラルコルチコイドの速やかな補充と水分・塩分・糖分の補給を要します．また，発熱などのストレス時にはグルココルチコイドの内服量を通常の 2〜3 倍服用します．

表5 先天性副腎低形成症の原因

原因	症状
X連鎖性 （DAX-1異常症）	嘔吐，哺乳不良，色素沈着，低血圧，ショック症状などで発症する．発症時期は主に新生児期〜乳幼児期であるが，成人になってから発症する例がある．思春期年齢になっても二次性徴の発達がみられない（低ゴナドトロピン性性腺機能低下症を合併する）．また，精巣での精子形成は障害される．
常染色体性 （SF-1異常症）	副腎不全を呈する例は稀で，主に性腺形成不全による症状，XY女性と二次性徴発達不全を呈する．
IMAge症候群	子宮内発育不全，骨幹端異形成症，外性器異常（小陰茎，停留精巣）と副腎低形成を合併する．
ACTH不応症	グルココルチコイド，副腎アンドロゲンの分泌不全による症状がみられる．多くは新生児期に発症する．嘔吐，哺乳不良，皮膚色素沈着がみられる．また新生児黄疸が重症・遷延化することもある．低血糖がみられる．なかに高身長を呈する患者もいる．ACTH受容体の*MC2R*異常，ACTH受容体の膜表面移送に必要な*MRAP*異常，ミトコンドリアのニコチンアミドヌクレオチドトランスヒドロゲナーゼ（nicotinamide nucleotide transhydrogenase: *NNT*）や*TXNRD2*（thiredoxin reductase）の異常が知られている．
Triple A症候群 （Allgrove症候群）	ACTH不応症に無涙症（alacrima）とアカラシア（achalasia）を伴う．精神運動発達遅滞，構音障害，筋力低下，運動失調，自律神経障害などがみられる．

3. 先天性副腎皮質酵素欠損症

　副腎皮質酵素欠損症は3種類のステロイドホルモン（ミネラルコルチコイド，グルココルチコイド，副腎性アンドロゲン）の合成過程に関与する酵素が欠損することで起こる疾患です．酵素には5つのチトクローム酵素（P450）と3β-ヒドロキシステロイドデヒドロゲナーゼの6酵素があります図4．このうち，コルチゾールができないことで下垂体からのACTHが過剰に分泌され，副腎が過形成になるものを先天性副腎過形成症と言います．リポイド過形成症，21水酸化酵素欠損症，11β-水酸化酵素欠損症，17α-水酸化酵素欠損症，3β-ヒドロキシステロイドデヒドロゲナーゼ（3β-HSD）欠損症の5種類があります．このうち，リポイド副腎過形成は，コレステロール側鎖切断酵素あるいはミトコンドリアのコレステロール輸送蛋白StARの異常によって起こります．一方，ミネラルコルチコイドが

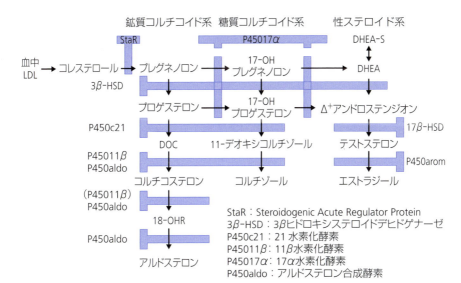

図4 副腎におけるステロイドホルモン合成経路
(http://www.nanbyou.or.jp/at_files/0000/0626/fuku_01.jpg より)

できないものは18-ヒドロキシラーゼ欠損症で，ACTHが上昇しないので副腎過形成にはなりません．また，骨奇形を伴い，21水酸化酵素と17α水酸化酵素活性が低下するP450オキシドレダクターゼ欠損症が報告されています．

先天性副腎過形成症ではACTH過剰による共通症状として皮膚色素沈着がみられます．コルチゾール低下による易疲労感などの副腎不全症状を呈しますが，軽症では無症状の場合もあります．さらに，21水酸化酵素欠損症と11β-水酸化酵素欠損症には遅発型が存在します．

- リポイド副腎過形成や21水酸化酵素欠損症などのミネラルコルチコイド欠乏では塩類喪失に伴う低血圧・ショックなどの症状がみられます．
- リポイド副腎過形成や17α-水酸化酵素活性低下症では性ホルモン不足により性腺機能不全症を認めます．男児では外陰部の女性化などの男性仮性半陰陽，女児では無月経，乳房発育不良などの二次性徴の欠落症状を認めます．

- 21-水酸化酵素欠損症や11β-水酸化酵素欠損症，3β-HSD欠損症の女児ではアンドロゲンの過剰による男性化徴候を認めます．
- 11β-水酸化酵素欠損症と17α-水酸化酵素欠損症では若年性高血圧を呈します．
- P450オキシドレダクターゼ欠損症の女児では出生時に外性器異常のほか，頭蓋骨癒合症，橈骨上腕骨癒合症，大腿骨弯曲，関節拘縮などを合併します．

指定難病81	先天性副腎皮質酵素欠損症
	1．先天性リポイド過形成症
小児慢性特定疾病61	リポイド副腎過形成症
指定難病81	先天性副腎皮質酵素欠損症
	2．3β-水酸化ステロイド脱水素酵素(3β-HSD)欠損症
小児慢性特定疾病57	3β-ヒドロキシステロイド脱水素酵素欠損症
指定難病81	先天性副腎皮質酵素欠損症
	3．21-水酸化酵素欠損症
小児慢性特定疾病59	21-水酸化酵素欠損症
指定難病81	先天性副腎皮質酵素欠損症
	4．11β-水酸化酵素欠損症
小児慢性特定疾病56	11β-水酸化酵素欠損症
指定難病81	先天性副腎皮質酵素欠損症
	5．17α-水酸化酵素欠損症
小児慢性特定疾病58	17α-水酸化酵素欠損症
指定難病81	先天性副腎皮質酵素欠損症
	6．P450オキシドレダクターゼ（POR）欠損症
小児慢性特定疾病60	P450酸化還元酵素欠損症
小児慢性特定疾病62	その他の先天性副腎過形成症

　治療は副腎皮質ステロイドの補充です．急性副腎不全の症状がある場合には副腎皮質ステロイドの静脈内投与と輸液による電解質異常の是正を行います．予後は治療のアドヒアランスに依存します．適正に副腎皮質ステロイドを服用していれば予後は良好ですが，そうでなければ成長障害や月

経異常などをきたします．

E ▶ ミネラルコルチコイド抵抗症

　　偽性低アルドステロン症といい，症候は発育不全，哺乳力低下，体重増加不良，不機嫌，嘔吐・脱水によるショックで，低 Na 血症，高 K 血症，代謝性アシドーシス，尿中 Na 排泄増加を呈します．ミネラルコルチコイド受容体（MR）遺伝子他の異常で起こります．

小児慢性特定疾病 7　偽性低アルドステロン症

　　治療は低 Na 血症および脱水に対して補液し，その後は食塩を経口的に補充します．

F ▶ グルココルチコイド抵抗症

　　低レニン性高血圧，低 K 血症，女性の男性化徴候（痤瘡，月経異常）を呈します．グルココルチコイド受容体（GR）遺伝子の異常で起こります．

小児慢性特定疾病 81　グルココルチコイド抵抗症

　　治療にはデキサメタゾンを補充します．

Ⅳ-2. 副腎髄質

　　カテコールアミンの主な作用は心臓や糖・脂質代謝などを対象とした交感神経刺激と血圧上昇で，分泌はグルカゴンや薬剤のメトクロプラミド（プリンペラン®）で刺激されます．

A ▶ カテコールアミン過剰症

1. 褐色細胞腫と傍神経節細胞腫

　　カテコールアミン過剰症には褐色細胞腫（pheochromocytoma）と傍神経節細胞腫（paraganglioma）があります．副腎髄質や傍神経節に発生す

る腫瘍で，カテコールアミンの過剰分泌により動悸・頭痛などの症状が出現し，高血圧・糖尿病などの合併症を続発します．褐色細胞腫では頭痛，動悸（不整脈），発汗過多，顔面蒼白，振戦，悪心，便秘，体重減少，狭心症様胸痛などの多彩な交感神経刺激症状を示します．高血圧は発作性または持続性で，運動，食事，ストレスなどの刺激により急激に血圧が上昇する高血圧クリーゼや心筋梗塞様発作を発症することもあります．耐糖能異常や糖尿病，脂質異常症を高頻度に合併（続発）します．特に hypertension（高血圧），hyperglycemia（高血糖），hypermetabolism（代謝亢進），headache（頭痛），hyperhydrosis（発汗）は 5H とよばれます．副腎褐色細胞腫では副腎に大きな腫瘍を認めることが多いですが，傍神経節腫の場合はそうでもありません．たとえば膀胱部傍神経節腫では，排尿時の頭痛や失神などで早期に発見されることがあります．厚生労働省の調査では，17％は副腎外性（paraganglioma），多発性 13％，家族性 10％でした．腫瘍発生の原因は不明ですが，コハク酸脱水素酵素（*SDHB, C, D*）の遺伝子変異を 30％に認めることが報告されています．検査所見では，血中・尿中のカテコールアミン（アドレナリン，ノルアドレナリン，ドーパミン）およびその代謝産物（メタネフリン，ノルメタネフリン）の上昇（基準値上限の 3 倍以上）を認めます．一般に（副腎性）褐色細胞腫ではアドレナリン，メタネフリン優位に，傍神経節細胞腫ではノルアドレナリン，ノルメタネフリン優位に上昇します．画像検査では MIBG シンチグラフィや FDG-PET が有用です．確定診断は病理所見によります．すなわち，繊細な染色質と核小体をもつ楕円形の核，淡好酸性胞体をもつ多型紡錘形細胞の充実性増殖が特徴です．免疫染色ではクロモグラニン A が陽性になります．また，家族性として，MEN2（*RET* 遺伝子），von Hippel-Lindau 病（*VHL* 遺伝子），von Recklinghausen 病（*NF1* 遺伝子），遺伝性褐色細胞腫・傍神経節腫症候群（*SDHB*・*SDHD* 遺伝子）があります．von Hippel-Lindau 病では褐色細胞腫，膵の神経内分泌腫瘍などを，von Recklinghausen 病ではカルチノイド，褐色細胞腫，膵の神経内分泌腫瘍などを認めます．

小児慢性特定疾病 7　褐色細胞腫

多くの場合は手術による摘出（術前からα遮断薬でプライミングし，術中はレギチーンをスタンバイしておきます）で治癒しますが，10%（以上）が平均5年（1年〜長いと30年）後に局所再発や遠隔転移をきたして悪性と判明します．悪性褐色細胞腫では多発性の骨・肝・肺転移のほか，心不全，高度の便秘による腸閉塞，感染症を合併します．初回手術時の病理組織検査で良性・悪性の区別が困難なこと，有効な治療法がないことが課題です．^{131}I-MIBGによる内照射や化学療法（CVD：シクロホスファミド，ビンクリスチン，ダカルバジン治療）の効果も芳しくありません．したがって，手術・MIBG内照射・化学療法・骨転移に対する外照射などを組み合わせて治療されているのが現状です．最近，カテコールアミン過剰分泌による症状軽減を目的（対症療法）としてメチロシン（デムサー®）の製造販売が承認されました．効能・効果は「褐色細胞腫のカテコールアミン分泌過剰状態の改善」で，カテコールアミンの分泌に関わるチロシン水酸化酵素を阻害することで，褐色細胞腫から過剰に分泌されるカテコールアミンを減少させ交感神経遮断薬などで症状が十分にコントロールできない患者に対する症状の改善効果が期待されています．

2. 神経線維腫症

神経線維腫症にはⅠ型とⅡ型があります．Ⅰ型（neurofibromatosis type 1: NF1, von Recklinghausen病）は，カフェ・オ・レ斑と神経線維腫を主徴とし，その他骨，眼，神経系，（副腎，消化管）などに多彩な症候を呈する母斑症で，常染色体性優性の遺伝性疾患です．褐色細胞腫を合併します．*NF1*遺伝子異常によります．Ⅱ型（neurofibromatosis type 2: NF2）の方は，両側性に発生する聴神経鞘腫（前庭神経鞘腫）を主徴とし，その他の神経系腫瘍（脳および脊髄神経鞘腫，髄膜腫，脊髄上衣腫）や皮膚病変（皮下や皮内の末梢神経鞘腫，色素斑），眼病変（若年性白内障）を呈する常染色体優性の遺伝性疾患です．

指定難病34　　　神経線維腫症
小児慢性特定疾病13　レックリングハウゼン（Recklinghausen）病
　　　　　　　　　　（神経線維腫症Ⅰ型）

3. フォン ヒッペル・リンドウ（von Hippel-Lindau）病

中枢神経系の血管芽腫，網膜血管腫，腎細胞癌，副腎，膵病変が発生する，常染色体優性の多発性・再発性の腫瘍性疾患です．褐色細胞腫を合併します．多血症や高血圧のほか，視力障害，運動障害，膀胱直腸障害，腎不全，不妊症などを合併します．*VHL* 遺伝子異常によります．

小児慢性特定疾病 27　フォン ヒッペル・リンドウ(von Hippel-Lindau)病

B ▶ カテコールアミン欠乏症

副腎髄質機能低下症は今のところ見出されていません．

C ▶ カテコールアミン抵抗症

副腎髄質機能抵抗症は今のところ見出されていません．

各論

V. 性腺：テストステロン・エストロゲン

　男性では，精巣からテストステロンが分泌され，男性化に寄与します．女性では，卵巣の卵胞からエストロゲンが分泌され，女性化に，卵巣の黄体からプロゲステロンが分泌され，子宮内膜の維持と基礎体温の上昇に，それぞれ寄与します．妊娠中は胎盤からヒト絨毛ゴナドトロピンが分泌され，妊娠初期のプロゲステロン分泌亢進により月経を停止させます．各疾患の詳細は巻末の表をご覧下さい．

A ▶ 性ホルモン過剰症

1. 思春期早発症

　小児では思春期早発症をきたします．診断はゴナドトロピン依存性思春期早発症に準じます．

小児慢性特定疾病 38　ゴナドトロピン非依存性思春期早発症

　治療には LH-RH アナログ製剤が用いられます．

2. アンドロゲン過剰症

　副腎皮質アンドロゲンの主な作用は女性での男性ホルモン作用で，その分泌は ACTH により刺激されます．過剰症は副腎皮質癌と，エストラジオール変換酵素であるアロマターゼ欠損症ではその前駆体であるテストステロンやアンドロステンジオンが増加します．症候として，女性での男性化徴候（無月経，多毛，声の低下）を引き起こします．

小児慢性特定疾病 2　アンドロゲン過剰症（ゴナドトロピン依存性思春期早発症およびゴナドトロピン非依存性思春期早発症を除く）

小児慢性特定疾病 63　多嚢胞性卵巣症候群

小児慢性特定疾病 33　副腎皮質癌

　　女性ホルモンの補充療法になりますが，多嚢胞性卵巣症候群における月経異常，不妊に対してはクロミフェン，HCG-FSH 療法，腹腔鏡下卵巣多孔術，生殖補助医療などが行われます．インスリン抵抗性の改善にはメトホルミン，多毛には低用量ピルやスピロノラクトンが用いられます．

3. エストロゲン過剰症

　　アロマターゼ過剰症はエストラジオールの過剰産生を引き起こします．

小児慢性特定疾病 3　エストロゲン過剰症（ゴナドトロピン依存性思春期早発症およびゴナドトロピン非依存性思春期早発症を除く）

　　男性の女性化乳房，低身長に対し，アンドロゲン製剤，抗エストロゲン薬のタモキシフェンやラロキシフェン，アロマターゼ阻害薬のアナストロゾールが使用されます．

B ▶ 性ホルモン欠乏症

1. アンドロゲン欠乏症

　　Addison 病において，女性では腋毛・陰毛の脱落や月経異常，男性では性欲低下がみられます．一方，性腺自体に障害がある場合は，高ゴナドトロピン性性腺機能低下症になります．

2. 性腺形成不全

小児慢性特定疾病 20　精巣形成不全
小児慢性特定疾病 21　卵巣形成不全
小児慢性特定疾病 22　その他の高ゴナドトロピン性性腺機能低下症

3. 性分化疾患

　　卵精巣性性分化疾患は同一個体内に卵巣組織と精巣組織が同側あるいは対側に存在する病態です．混合性性腺異形成症は同一個体において精巣成

分と索状性腺が共存し，それに関連する内外性器の分化異常がみられる病態です．5α-還元酵素欠損症はテストステロンから，より活性の強いジヒドロテストステロンへの変換が障害される病態です．17β-ヒドロキシステロイド脱水素酵素欠損症はアンドロステンジオンからのテストステロンの産生が障害される病態です．

小児慢性特定疾病 53　卵精巣性性分化疾患
小児慢性特定疾病 51　混合性性腺異形成症
小児慢性特定疾病 49　5α-還元酵素欠損症
小児慢性特定疾病 48　17β-ヒドロキシステロイド脱水素酵素欠損症
小児慢性特定疾病 50　その他の 46,XY 性分化疾患
小児慢性特定疾病 52　46,XX 性分化疾患

C ▶ 性ホルモン抵抗症

1. アンドロゲン抵抗症

アンドロゲン受容体（AR）遺伝子の異常によります．染色体は 46,XY ですが，外性器は女性型（無月経）〜男性型（男性不妊）まで gender identity を含めた種々の程度の男性化障害を呈します．精巣は存在しますが（完全型・不完全型では鼠径部，腹腔内），ミュラー管由来構造物（子宮）は存在しません．乳房発育があります．完全型では外性器は完全に女性型で，体型・性格も女性的です．不完全型では矮小陰茎や女性型での陰核肥大，陰唇癒合などの男性化を認めます．

小児慢性特定疾病 47　アンドロゲン不応症

VI. その他の内分泌疾患

1. 消化管ホルモン産生腫瘍

現在では，膵・消化管神経内分泌腫瘍（NET）と総称されています．主な疾患に，以下のようなものがあります．各疾患の詳細は巻末の表をご参照下さい．

小児慢性特定疾病 42　VIP 産生腫瘍
小児慢性特定疾病 40　ガストリノーマ
小児慢性特定疾病 41　カルチノイド症候群
小児慢性特定疾病 15　グルカゴノーマ
小児慢性特定疾病 17　インスリノーマ

2. 高インスリン性低血糖症

インスリノーマ以外にも低血糖を引き起こす疾患があります．日本小児内分泌学会による高インスリン性低血糖症の診断基準は表1のようになっています．原因として，インスリン自己抗体症候群，胃食道逆流術後，胃バイパス術後や経管栄養中に発症する慢性反復性ダンピング症候群などがあります．

小児慢性特定疾病 18　先天性高インスリン血症
小児慢性特定疾病 19　その他の高インスリン性低血糖症

3. 脂肪異栄養症（脂肪萎縮症）

体のエネルギー収支に関わらず，脂肪組織が全身性または局所性に減少・消失する疾患と定義されています．先天性全身性脂肪萎縮症（Berardinelli-Seip 症候群）は生下時より全身性の脂肪組織消失と肝腫大が認められ，10 歳前後でインスリン抵抗性による糖尿病が顕在化し，しばしば黒色表皮腫を認めます．後天性全身性脂肪萎縮症（Lawrence 症候群）は小児

表1 高インスリン性低血糖症

- 低血糖時における検査（critical sample）：インスリン＞2〜5 μIU/mL，遊離脂肪酸＜1.5 mmol/L，βヒドロキシ酪酸＜2.0 mmol/L
- 血糖を正常に保つブドウ糖静注量：＞6〜8 mg/kg/min
- 空腹時グルカゴン負荷による血糖上昇＞25 mg/dL も参考となる．

期から思春期に発症する自己免疫性疾患です．若年性皮膚筋炎や若年性関節リウマチ，橋本病などに合併し，後天性に発症するものです．部分的脂肪萎縮症は身体の一部の脂肪萎縮をみるもので，こちらも先天性と後天性があります．

小児慢性特定疾病 39　脂肪異栄養症（脂肪萎縮症）

4. 内分泌疾患を伴う症候群

染色体または遺伝子に変化を伴う症候群のうち，内分泌疾患・ホルモン異常を伴うものです．

小児慢性特定疾病 88-92　内分泌疾患を伴うその他の症候群

治療にはメトレレプチン皮下注射が有効です．

巻末資料

内分泌疾患の指定難病（成人）と小児慢性特定疾病

巻末資料：内分泌疾患の指定難病（成人）と小児慢性特定疾病

	公示番号	疾患名	臨床所見	主要項目
		Ⅰ 下垂体疾患		
		● 下垂体前葉		
		下垂体前葉ホルモン過剰症		
		下垂体前葉機能亢進症		
		1. PRL 分泌亢進症		
指	74	下垂体性 PRL 分泌亢進症	女	● 月経不順・無月経，不妊
			男	● 性欲低下，陰萎（ED），女性化乳房
小	33	高 PRL 血症	共通	● 乳汁分泌，頭痛，視力・視野障害
			合併症	● 骨粗鬆症
		2. ACTH 分泌亢進症		
指	75			
	10	クッシング病	特異的	● 満月様顔貌，中心性肥満・水牛様脂肪沈着，赤紫色皮膚線条（幅 1 cm 以上），皮膚菲薄化・皮下溢血，近位筋萎縮・筋力低下，肥満を伴った成長発育遅延
小	11	異所性 ACTH 産生症候群	非特異的	● 高血圧，月経異常，痤瘡，多毛，浮腫，耐糖能異常，骨粗鬆症，色素沈着，精神異常

検査所見	鑑別診断	遺伝子検査
● 血中 PRL 基礎値の上昇（≧20-30 ng/mL）（複数回） ● 他の下垂体ホルモン分泌 ● 下垂体・下垂体茎・視床下部病変（トルコ鞍部の単純 X 線，CT，MRI）	● 薬剤服用：該当薬（抗潰瘍薬・制吐薬，降圧薬，向精神薬，経口避妊薬など）があれば 2 週間休薬し，血中 PRL 基礎値を再検 ● 原発性甲状腺機能低下症：血中甲状腺ホルモンの低下と TSH 値の上昇 ● 視床下部-下垂体茎病変 トルコ鞍部の画像検査（単純撮影，CT，MRI など） ○異常なし：視床下部の機能性異常（マクロ PRL 血症，慢性腎不全，胸壁疾患，異所性 PRL 産生腫瘍を除外） ○異常あり：視床下部・下垂体茎病変（腫瘍［頭蓋咽頭腫，胚細胞腫，非機能性腫瘍など］，炎症・肉芽腫［下垂体炎，サルコイドーシス，ランゲルハンス細胞組織球症など］，血管障害［出血，梗塞］，外傷） ● 下垂体病変 PRL 産生腺腫（腫瘍の実質容積と血中 PRL 値がおおむね相関），他のホルモン産生腺腫	巻末資料
● 血中 ACTH とコルチゾール（同時測定）が高値〜正常（必須） ● 尿中遊離コルチゾールが高値〜正常（24 時間蓄尿または随時尿でクレアチニン補正） ● ACTH の自律性分泌の確認 ①一晩少量（0.5 mg）デキサメタゾン抑制試験：翌朝の血中コルチゾール値が 5 μg/dL 以上 ②血中コルチゾール日内変動：深夜睡眠時の血中コルチゾール値が 5 μg/dL 以上 ③DDAVP 試験：血中 ACTH 値が前値の 1.5 倍以上 ④深夜唾液中コルチゾール値：1.5 倍以上（複数日） （病理）下垂体腫瘍組織の免疫組織染色により ACTH 陽性	● 異所性 ACTH 症候群との鑑別 ①CRH 試験：血中 ACTH 頂値が前値の 1.5 倍以上 ②一晩大量（8 mg）デキサメタゾン抑制試験：翌朝の血中コルチゾール値が前値の半分以下に抑制（標準デキサメタゾン抑制試験（8 mg/日，分 4，経口，2 日間）では，2 日目の尿中遊離コルチゾールが前値の半分以下に抑制） ③画像検査：MRI 検査で下垂体腫瘍 ④選択的静脈洞血サンプリング（海綿静脈洞または下錐体静脈洞）：血中 ACTH 値の中枢・末梢比（C/P 比）が 2 以上（CRH 刺激後は 3 以上）ならクッシング病，2 未満（CRH 刺激後は 3 未満）なら異所性 ACTH 産生腫瘍の可能性大 （参）副腎腫大の有無	

公示番号		疾患名	臨床所見	主要項目
		3. GH分泌亢進症		
指	77	先端巨大症	主症候	①手足の容積の増大 ②先端巨大症様顔貌（眉弓部の膨隆，鼻・口唇の肥大，下顎の突出など） ③巨大舌
小	55		副症候	①発汗過多 ②頭痛 ③視野障害 ④月経異常 ⑤睡眠時無呼吸症候群 ⑥耐糖能異常 ⑦高血圧 ⑧咬合不全 ⑨頭蓋骨および手足の単純X線の異常（頭蓋骨単純X線でトルコ鞍の拡大および破壊，副鼻腔の拡大と突出，外後頭隆起の突出，下顎角の開大と下顎の突出など，手X線で手指末節骨の花キャベツ様肥大変形，足X線で足底部軟部組織厚 heel pad の増大＝22 mm以上） ● 感覚障害（手根管症候群）
			合併症	● 大腸ポリープ・腺腫様甲状腺腫
	6	下垂体性巨人症	主症候	①高身長：男子185 cm以上，女子175 cm以上 ②先端巨大
			副症候	● 発汗過多，頭痛，視野障害，月経異常，睡眠時無呼吸症候群，耐糖能異常，高血圧，咬合不全，頭蓋骨および手足の単純X線の異常
		4. TSH分泌亢進症		
指	73	下垂体性TSH分泌亢進症	主要症候	①甲状腺中毒症状（動悸，頻脈・心房細動，発汗増加，体重減少） ②びまん性甲状腺腫大 ③下垂体腫瘍の腫大による症状（頭痛，視力・視野障害） ● 月経異常，ED

検査所見	鑑別診断	遺伝子検査
①GH 分泌の過剰：血清 GH 値がブドウ糖 75 g 経口投与で正常域（血中 GH 底値 1 μg/L）まで抑制されない ②血清 IGF-1（ソマトメジン C）の高値（栄養障害，肝疾患，腎疾患，甲状腺機能低下症，コントロール不良の糖尿病などが合併すると血中 IGF-Ⅰが高値を示さないことがある） ● GH の奇異反応：TRH 試験・LHRH 試験・CRH 試験・ブロモクリプチン負荷・ブドウ糖負荷 ● 他の下垂体ホルモン分泌 ③MRI または CT：下垂体腫瘍（稀に GHRH 産生腫瘍） （病理）下垂体腺腫組織の免疫染色により GH 陽性		
①GH 分泌の過剰 ②血中 GH 値がブドウ糖 75 g 経口投与で正常域まで抑制されない ③血中 IGF-1（ソマトメジン C）の高値 ④MRI または CT で下垂体腺腫	● 脳性巨人症ほか，他の原因による高身長	
①血中甲状腺ホルモンが高値にもかかわらず，血中 TSH は正常値〜高値（FT4・FT3・TSH・αサブユニット・GH・IGF-1・PRL・ACTH・コルチゾール・バゾプレシン・抗 TSH レセプター抗体・TSAb・αサブユニット/TSH モル比＞1） ②画像診断（MRI または CT で下垂体腫瘍，単純 X 線でトルコ鞍の拡大） ③（病理）下垂体腫瘍組織の免疫組織染色により TSHβ〜TSH 陽性（PRL・GH・FSH・LH・αサブユニット・ACTH） ● TRH 負荷試験（TSH 頂値/前値≦2） ● 甲状腺エコー ● 甲状腺放射性ヨウ素摂取率（シンチグラフィ）	● 甲状腺ホルモン不応症	

巻末資料

公示番号		疾患名	臨床所見	主要項目
		5. LH・FSH 分泌亢進症		
指	76	下垂体性ゴナドトロピン分泌亢進症 下垂体ゴナドトロピン産生腫瘍	主症候	①小児：性ホルモン分泌亢進症候 ②成人男性：女性化乳房 ③閉経期前の成人女性：過少月経 ④その他：腫瘍に伴う中枢神経症状，不妊，性欲低下，乳房萎縮，性器萎縮，視野障害，二次性徴，頭痛，ED（勃起障害），陰毛・腋毛の脱落
		下垂体性ゴナドトロピン分泌亢進症 中枢性思春期早発症	女	①7歳6カ月未満で乳房発育 ②8歳未満で陰毛発生，または小陰唇色素沈着等の外陰部成熟，あるいは腋毛発生 ③10歳6カ月未満で初経
			男	①9歳未満で精巣，陰茎，陰嚢などの明らかな発育 ②10歳未満で陰毛発生 ③11歳未満で腋毛，ひげの発生や声変わり
小	37	ゴナドトロピン依存性思春期早発症	副症候	①身長促進現象：身長が標準身長の 2 SD 以上，または年間成長速度が 2 年以上にわたって標準値の 1.5 SD 以上 ②骨成熟促進現象：骨年齢−暦年齢≧2歳6カ月，または暦年齢 5 歳未満は骨年齢/暦年齢≧1.6 ③骨年齢/身長年齢≧1.5 ●疑診：年齢基準を 1 歳高くした条件で，その確診の基準に該当するもの．主症状発現以前の身長が−1 SD 以下のものは，治療上は確診と同等に扱う
		下垂体前葉ホルモン欠乏症		
		下垂体前葉機能低下症		
		1. PRL 分泌低下症		
指	78-06	PRL 分泌低下症	主症候	●産褥期の乳汁分泌低下

検査所見	鑑別診断	遺伝子検査
①腫瘍によって産生されるゴナドトロピン（LH, FSH, hCG）またはGnRH（LHRH）によって生じるゴナドトロピン分泌過剰（FSH産生腫瘍が多い） ②画像診断で視床下部や下垂体に腫瘍性病変 ③（病理）免疫組織染色によりゴナドトロピン陽性 ● 血中テストステロン（男性），血中エストラジオール（女性） ● TRH負荷試験：FSH・LHの異常増加反応 ● ゴナドトロピン負荷試験：性ホルモン増加反応 ● 性器器質的異常の有無	● 原発性性腺機能低下に基づく反応性ゴナドトロピン分泌過剰：性ホルモン分泌低下の症候に加えて，ゴナドトロピンの高値（FSH＞20 mIU/m）を示す	
● 下垂体性ゴナドトロピン分泌亢進と性ステロイドホルモン分泌亢進の両者が明らか ● 中枢性思春期早発症と診断されたら，脳の器質的疾患の有無を画像診断などで検査し，器質性，特発性の病型分類を行う	● 副腎性アンドロゲン過剰分泌状態（先天性副腎皮質過形成，副腎腫瘍など）， ● 性ステロイドホルモン分泌性の性腺腫瘍 ● McCune-Albright症候群 ● テストトキシコーシス ● hCG産生腫瘍 ● 性ステロイドホルモン（蛋白同化ステロイドを含む）や性腺刺激ホルモン（LHRH, hCG, hMGを含む）の長期投与中（注射，内服，外用［湿疹用軟膏や養毛剤などの化粧品にも性ステロイドホルモン含有のものあり]） ● 性ステロイドホルモン含有量の多い食品の大量長期摂取中	
①血中PRL基礎値の低下（複数回測定し，いずれも1.5 ng/mL未満であることを確認） ②TRH負荷試験：TRH負荷（200～500 μg静注）に対する血中PRLの反応性の低下または欠如		

巻末資料

巻末資料：内分泌疾患の指定難病（成人）と小児慢性特定疾病

	公示番号	疾患名	臨床所見	主要項目
		2. ACTH 分泌低下症		
指	78-02	ACTH 分泌低下症	主症候	①全身倦怠感 ②易疲労性 ③食欲不振 ④意識消失（低血糖や低 Na 血症による） ⑤低血圧
小	83	ACTH 単独欠損症		
		3. GH 分泌低下症		
指	78-04	GH 分泌不全性低身長症	主症候	①成長障害があること．（通常は，身体のつりあいはとれていて，身長は標準身長の−2 SD 以下，あるいは身長が正常範囲であっても，成長速度が 2 年以上にわたって標準値の−1.5 SD 以下） ②乳幼児で，低身長を認めない場合であっても，成長ホルモン分泌不全が原因と考えられる症候性低血糖がある ③頭蓋内器質性疾患や他の下垂体ホルモン分泌不全がある
小	45/46		参考所見	●あきらかな周産期障害がある ●骨年齢が暦年齢の 80%以下

検査所見	鑑別診断	遺伝子検査
①血中コルチゾールの低値 ②尿中遊離コルチゾール排泄量の低下 ③血中 ACTH は高値ではない（血中 ACTH は 25 pg/mL 以下の低値の場合が多い） ④ACTH 分泌刺激試験（CRH, インスリン負荷など）に対し，血中 ACTH およびコルチゾールは低反応ないし無反応（視床下部性 ACTH 分泌低下症の場合は CRH の 1 回投与で ACTH は正常～過大反応を示すことがあるが，コルチゾールは低反応．CRH 連続投与では ACTH とコルチゾールは正常反応を回復） ⑤迅速 ACTH（コートロシン）負荷に対して血中コルチゾールは低反応：ACTH-Z（コートロシン Z）連続負荷に対しては増加反応	● ACTH 分泌を低下させる薬剤	
GH 分泌刺激試験 ● インスリン負荷，アルギニン負荷，L-DOPA 負荷，クロニジン負荷またはグルカゴン負荷試験において，原則として負荷前および負荷後 120 分間（グルカゴン負荷では 180 分間）にわたり，30 分ごとに測定した血清中 GH 濃度の頂値が 6 ng/mL 以下 ● GHRP-2 負荷試験で，負荷前および負荷後 60 分にわたり，15 分ごとに測定した血清 GH 頂値が 16 ng/mL 以下 ● 24 時間あるいは夜間入眠後 3～4 時間にわたって 20 分毎に測定した血清（血漿）GH 濃度の平均値が正常値に比べ低値．または，腎機能が正常で，2～3 日間測定した 24 時間尿または夜間入眠から翌朝起床までの尿中 GH 濃度が正常値に比べ低値 ● 血清（漿）IGF-Ⅰ値や血清 IGFBP-3 値が正常値に比べ低値	● 45．成長ホルモン（GH）分泌不全性低身長症（脳の器質的原因によるものに限る） ● 46．成長ホルモン（GH）分泌不全性低身長症（脳の器質的原因によるものを除く）	

巻末資料

巻末資料：内分泌疾患の指定難病（成人）と小児慢性特定疾病

	公示番号	疾患名	臨床所見	主要項目
指	78-05	成人 GH 分泌不全症	主症候	①小児期発症では成長障害を伴う（性腺機能低下症を合併しているときや適切な GH 補充療法後では成長障害を認めないことがある） ②易疲労感，スタミナ低下，集中力低下，気力低下，うつ状態，性欲低下などの自覚症状を伴うことがある ③皮膚の乾燥と菲薄化，体毛の柔軟化，体脂肪（内臓脂肪）の増加，ウエスト/ヒップ比の増加，除脂肪体重の低下，骨量の低下，筋力低下など ④頭蓋内器質性疾患（頭蓋内の器質的障害，頭蓋部の外傷歴，手術および照射治療歴，あるいは画像検査において視床下部－下垂体の異常所見が認められ，それらにより視床下部下垂体機能障害の合併が強く示唆された場合）の合併ないし既往歴，治療歴または周産期異常の既往
			参考所見	●血清（漿）IGF-Ⅰ値が年齢および性を考慮した基準値に比べ低値（栄養障害，肝障害，コントロール不良な糖尿病，甲状腺機能低下症などのにより血中濃度低下）

4. TSH 分泌低下症

	公示番号	疾患名	臨床所見	主要項目
指	78-03	TSH 分泌低下症	主症候	①耐寒性の低下 ②不活発 ③皮膚乾燥 ④徐脈 ⑤脱毛 ⑥発育・発達障害
	29			
	4C	後天性下垂体機能低下症（TSH）		
	27	その他の後天性甲状腺機能低下症（中枢性）		
小	5C	先天性下垂体機能低下症（TSH）	参考所見	①中枢性甲状腺機能低下症の約半数では血中 TSH は正常ないし軽度高値を示す．生物活性の乏しい TSH が分泌されている可能性．TRH 負荷前後の血中 FT3 増加率は，原発性甲状腺機能低下症を除外できれば，生物活性の乏しい TSH が分泌されている可能性の鑑別に参考となる ②TRH 受容体異常によって血中 TSH の低値と分泌刺激試験での血中 TSH の低反応が認められることあり ③血中 FT3 が低値，FT4 が正常の場合には，low T3 症候群が疑われる

検査所見	鑑別診断	遺伝子検査
①成長ホルモン（GH）分泌刺激試験 ● インスリン負荷，アルギニン負荷またはグルカゴン負荷試験において，負荷前および負荷後120分間（グルカゴン負荷では180分間）にわたり，30分ごとに測定した血清（血漿）GHの頂値が3 ng/mL以下 ● GHRP-2負荷試験で，負荷前および負荷後60分にわたり，15分ごとに測定した血清（血漿）GH頂値が9 ng/mL以下であるとき，インスリン負荷におけるGH頂値1.8 ng/mL以下に相当する低GH分泌反応であるとみなす ②GHを含めて複数の下垂体ホルモンの分泌低下 ● 血清IGF-Ⅰ	次のような状態では，GH分泌刺激試験において低反応を示すことがある ● 甲状腺機能低下症：甲状腺ホルモンによる適切な補充療法中に検査 ● 中枢性尿崩症：DDAVPによる治療中に検査 ● 成長ホルモン分泌に影響を与える下記のような薬剤投与中：可能な限り投薬中止して検査 ● 薬理量の糖質コルチコイド，α遮断薬，β刺激薬，抗ドパミン作動薬，抗うつ薬，抗精神病薬，抗コリン作動薬，抗セロトニン作動薬，抗エストロゲン薬 ● 高齢者，肥満者，中枢神経疾患やうつ病に罹患した患者	
①下垂体性小人症，下垂体性低身長症またはGH分泌不全性低身長症と診断されてGH投与による治療歴があるものでも成人においてGH分泌刺激試験に正常な反応を示すことがあるので再検査が必要 ②成人においてGH単独欠損症を診断する場合は2種類以上のGH分泌刺激試験において，基準を満たす必要 ③18歳未満であっても骨成熟が完了して成人身長に到達している場合に本基準に適合する症例では，本疾患の病態は既に始まっている可能性		
①血中TSHは（低値〜）高値ではない（視床下部性では正常ないしやや高値のことがある） ②TSH分泌刺激試験（TRH負荷など）に対して血中TSHは低反応ないし無反応（視床下部性の場合は遅延反応またはTRHの1回または連続投与で正常反応を示すことあり） ③血中甲状腺ホルモン（FT4，FT3など）の低値	● TSH分泌を低下させる薬剤	● TRH受容体（*TRHR*）異常

	公示番号	疾患名	臨床所見	主要項目
		5．LH・FSH 分泌低下症		
指	78-01	ゴナドトロピン分泌低下症	主症候	①二次性徴の欠如（男子 15 歳以上，女子 13 歳以上）又は二次性徴の進行停止 ②月経異常（無月経，無排卵周期症，稀発月経など） ③性欲低下，勃起障害，不妊 ④陰毛・腋毛の脱落，性器萎縮，乳房萎縮 ⑤小陰茎，停留精巣，尿道下裂，無嗅症（Kallmann 症候群）を伴うことがある
小	72	低ゴナドトロピン性性腺機能低下症	主症候	①二次性徴の欠如 ②思春期遅発症および/または二次性徴の進行不全 ●思春期遅発症では思春期徴候の発来を以下の年齢までに認めない 男子：15 歳に至るまでに二次性徴の発来（外性器の発育，精巣容量の 4 mL 以上への発育，陰茎の成長）を認めない 女子：14 歳に至るまでに二次性徴の発来（乳房腫大）を認めない ●二次性徴を認めても充分成熟するまで進行しない ●思春期年齢における骨年齢進行の遅滞，骨端線閉鎖遅延 ●思春期年齢における成長加速を認めない
小	71	カルマン（Kallmann）症候群	副症候（カルマン症候群）	無嗅症・低嗅症，腎奇形（片側無形成腎）・口唇口蓋裂・鏡像運動・難聴などを伴う
		下垂体前葉ホルモン抵抗症		
指	237	ACTH 不応症	主症候	①副腎不全症状：発症時期は新生児～成人，哺乳力低下，体重増加不良，嘔吐，脱水，意識障害，ショックなど ②全身の色素沈着 ③トリプル A 症候群の場合：ACTH 不応＋無涙症，アカラシア，精神運動発達の遅れ
小	84			

検査所見	鑑別診断	遺伝子検査
①血中ゴナドトロピン（LH, FSH）が高値ではない ②ゴナドトロピン分泌刺激検査（LH-RH試験，クロミフェン，エストロゲン投与など）に対して血中ゴナドトロピンは低ないし無反応（視床下部性ゴナドトロピン分泌低下症の場合は，GnRH（LHRH）の1回または連続投与で正常反応を示すことあり） ③血中，尿中性ステロイド（エストロゲン，プロゲステロン，テストステロンなど）の低値 ④ゴナドトロピン負荷に対して性ホルモン分泌増加反応あり	● ゴナドトロピン分泌を低下させる薬剤 ● 高度肥満 ● 神経性食思不振症	
● 血中ゴナドトロピン値の基礎値・LHRH負荷に対する反応低値と，性ホルモン低値を同時に認める	● 体質性思春期遅発症（思春期の発来が遅れるが，後に二次性徴の発来と進行・完全な成熟を認める）との鑑別は，思春期年齢では困難である．以下を参考にするが，絶対的な鑑別の要件ではない ①体質性思春期遅発症では，低身長を伴い，小児期から骨年齢が遅延することが多い ②体質性思春期遅発症では，副腎の成熟も遅滞し，DHEA-Sの上昇も遅れることが多い	● 二次性徴開始に関わる遺伝子変異による先天性のもの（これまでに14の責任遺伝子が同定）と，脳内器質性疾患や放射線照射などによる後天性のものがある ● 原因遺伝子として既知の遺伝子に，疾患の病因となる変異を認める（これまでに7つの遺伝子変異が同定）
①全ての副腎皮質ホルモンの低下 ⅰ）血中コルチゾールの低値 ⅱ）血中副腎性アンドロゲンの低値 ⅲ）尿中17-OHCS/コルチゾール，17-KSの低値 ⅳ）ACTH負荷試験でコルチゾールの上昇なし ②血中ACTHの高値 ③血漿アルドステロンは正常，血漿レニン活性または濃度正常	● 副腎低形成症 ● 21-水酸化酵素欠損症 ● 先天性リポイド過形成症	● *MC2R*遺伝子，*MRAP*遺伝子，*NNT*遺伝子，*TXNRD2*遺伝子などの異常：*MC2R*（ACTH受容体），*MRAP*（MC2R-accessory protein）はACTH受容体と相互作用する蛋白，*NNT*（nicotinamide nucleotide transhydrogenase），*TXNRD2*（thiredoxin reductase）はミトコンドリア蛋白 ● トリプルA症候群は*ALADIN*遺伝子異常

巻末資料

巻末資料：内分泌疾患の指定難病（成人）と小児慢性特定疾病

	公示番号	疾患名	臨床所見	主要項目
小	44	GH不応性症候群	主症候	●高度低身長（−3 SD未満）
	43	IGF-1不応症	主症候	①低出生体重（−1.5 SD未満）を伴う低身長（−2 SD未満） ②GH治療に対する効果が悪い（成長率＜4.0 cm/年，治療中1年間の成長率と治療前1年間の成長率の差が1.0 cm/年未満の場合，治療2年目以降で治療中1年間の成長率が下記の場合：2年目＜2.0 cm/年，3年目以降＜1.0 cm/年） ③SGA性低身長の家族歴がある
		下垂体後葉ホルモン過剰症		
指	72B	バゾプレシン分泌過剰症（SIADH）	主症候	①筋肉痙攣 ②四肢筋のこわばり ③筋線維痙攣 ④全身痙攣 ⑤意識障害（JCS：Ⅰ・Ⅱ・Ⅲ） ⑥頭痛
小	34	ADH不適切分泌症候群		①脱水の所見を認めない ②倦怠感，食欲低下，意識障害などの低Na血症の症状を呈することがある
			参考所見	①原疾患の診断が確定していることが診断上の参考となる ②血漿レニン活性は5 ng/mL/h以下であることが多い ③血清尿酸値は5 mg/dL以下であることが多い ④水分摂取を制限すると脱水が進行することなく低Na血症が改善する
			合併症	●浸透圧性脱髄症候群
	67	（鑑）中枢性塩喪失症候群	主症候	●脱水所見：皮膚ツルゴールの低下，体重減少，低血圧，ヘマトクリット・BUN/Crの上昇など
			参考所見	①血中尿酸値の低下と尿酸の尿中排泄亢進 ②脱水の改善により希釈尿の排泄を見，血中Na値が改善 ③血中Kの上昇を認めない

検査所見	鑑別診断	遺伝子検査
①血清 IGF-1 低値（低栄養，肝障害などの IGF-1 低値を招く病態がない）（IGFBP-3 低値） ②血清 GH 高値（基礎値および刺激試験頂値） ③外因性 GH に対する IGF-1 反応の欠如（IGFBP-3 反応の欠如） ④血清 GHBP 低値（undetectable）		● GH 受容体（*GHR*）遺伝子の異常（家族歴可）
①血清 IGF-1（正常～）高値 ②血清 GH 高値（基礎値および分泌刺激試験頂値）		● IGF-1 受容体（*IGF1R*）遺伝子異常（家族歴可）
①低 Na 血症：血清 Na 濃度は 135 mEq/L を下回る ②血漿バゾプレシン値：血清 Na が 135 mEq/L 未満で，血漿バゾプレシン値が測定感度以上 ③低浸透圧血症：血漿浸透圧は 280 mOsm/kg を下回る ④高張尿：尿浸透圧は 300 mOsm/kg を上回る ⑤Na 利尿の持続：尿中 NA 濃度は 20 mEq/L 以上 ⑥腎機能正常：血清クレアチニンは 1.2 mg/dL 以下 ⑦副腎皮質機能正常：早朝空腹時の血清コルチゾールは 6 μg/dL 以上 ● 画像所見：頭部 MRI・頭部 CT・胸部 CT	● 細胞外液量の過剰な低 Na 血症：心不全，肝硬変の腹水貯留時，ネフローゼ症候群 ● Na 漏出が著明な低 Na 血症：腎性 Na 喪失，下痢，嘔吐	
①血中 Na の低下：血中 Na＜135 mEq/L かつ血漿浸透圧が低下 ②尿中 Na 高値：尿中 Na＞40 mEq/L かつ尿浸透圧＞100mOsmol/kg ③Na 摂取と排泄のバランスがマイナス	● 腎疾患，副腎疾患など低 Na 血症をきたす明らかな他の病因のあるもの ● SIADH：病態は類似しているが治療が全く異なるので鑑別は重要．細胞外液量の項目以外は CSW と SIADH に共通であるが，病因が異なる ● 脳器質性疾患では CSW と SIADH が併存することがある	

巻末資料

巻末資料：内分泌疾患の指定難病（成人）と小児慢性特定疾病

	公示番号	疾患名	臨床所見	主要項目
		下垂体後葉ホルモン欠乏症		
指	72A	バゾプレシン分泌低下症（中枢性尿崩症）	主症候	①口渇 ②多飲 ③多尿
小	75		合併症	● 水腎症 ● 巨大膀胱 ● 浸透圧性脱髄症候群
			参考所見	①血清ナトリウム濃度は正常域の上限に近づく ②T1強調MRI画像における下垂体後葉輝度の低下（高齢者では正常人でも低下することがある）
小	73	口渇中枢障害を伴う高Na血症（本態性高Na血症）	主症候	①血清または血漿中Naが，標準値（150 mEq/L）より持続して高値 ②高Na血症が存在するにもかかわらず，口渇感がない（乳児，発達遅滞を有する児では，口渇を訴えられないことがある．口渇を訴えなくても，与えれば水分を大量に摂取する場合は，口渇感があると考える） ③他に高Na血症をきたす明らかな原因がない（小児期に高Na血症をきたす次の疾患を除外：脱水を伴う疾患，水分摂取障害，Na過剰摂取）
			参考所見	①基本的に脱水の所見はない（頭蓋内病変のある例では，本態性高Na血症と中枢性尿崩症などを併発していることがあるため，脱水所見を示すこともある．併発症の治療を行っても高Na血症が改善されない場合は，これを疑う） ②脳内器質性病変が存在することが多い〔正中奇形（全前脳胞症など）・視床下部下垂体病変を伴い口渇感が喪失している場合は，単純に口渇感を喪失しているための水分摂取不足による高Na血症と，水分摂取がなされても起こる高Na血症がある．前者は広義の，後者は狭義の「本態性高Na血症」となる〕 ③原因の明らかでない低Na血症をきたすこともある

検査所見	鑑別診断	遺伝子検査
①尿量は1日3,000 mL以上 ②尿浸透圧は300 mOsm/kg以下 ③水制限試験においても尿浸透圧は300 mOsm/kgを超えない（ショックに注意） ④血漿バゾプレシン濃度：血清Na濃度と比較して相対的に低下．5%高張食塩水負荷（0.05 mL/kg/minで120分間点滴投与）時に，血清Naと血漿バゾプレシンがそれぞれ， 　ⅰ．144 mEq/Lで1.5 pg/mL以下 　ⅱ．146 mEq/Lで2.5 pg/mL以下 　ⅲ．148 mEq/Lで4 pg/mL以下 　ⅳ．150 mEq/L以上で6 pg/mL以下 ⑤バゾプレシン負荷試験で尿量は減少し，尿浸透圧は300 mOsm/kg以上に上昇	①高Ca血症：血清Ca濃度が11.0 mg/dLを上回る ②心因性多飲症：高張食塩水負荷試験と水制限試験で尿量の減少と尿浸透圧の上昇および血漿バゾプレシン濃度の上昇を認める ③腎性尿崩症：バゾプレシン負荷試験で尿量の減少と尿浸透圧の上昇を認めない．定常状態での血漿バゾプレシン濃度の基準値は1.0 pg/mL以上	

巻末資料

巻末資料：内分泌疾患の指定難病（成人）と小児慢性特定疾病

公示番号		疾患名	臨床所見	主要項目
		下垂体後葉ホルモン抵抗症		
小	74	腎性尿崩症	主症候	①口渇および多飲 ②多尿
			参考所見	● 二次性腎性尿崩症は，リチウム製剤によるものが多い
		下垂体腫瘍およびその類縁疾患		
小	50	下垂体腺腫	主症候	①圧迫症状としては，頭痛，下垂体分泌ホルモンの欠損症状や分泌過剰の症状あるいは視交差部の圧迫による視覚障害を呈する ②下垂体後葉の圧迫による尿崩症は非常にきたしにくい ③腫瘍内出血による急激なホルモン欠損症状や視覚障害が発生することがある ④ホルモン産生性腫瘍では腫瘍自体は直径が 10 mm より小さい microadenoma でもホルモン症状を呈する．過剰分泌されるホルモンによりそれぞれ特徴的な症状がみられる

検査所見	鑑別診断	遺伝子検査
①尿量は1日3,000 mL以上（小児においては，1日3,000 mL/m²以上） ②尿浸透圧300 mOsm/kg以下（または尿比重1.010以下） ③濃縮力以外の腎機能正常 ④下垂体後葉機能検査 ⅰ）バゾプレシン試験で尿浸透圧は，300 mOsm/kg以上（または尿比重1.010以上）に上昇しない ⅱ）水制限試験で尿浸透圧は，300 mOsm/kg以上（または尿比重1.010以上）に上昇しない 確定検査所見 ①高張食塩水試験により尿浸透圧は300 mOsm/kg以上（または尿比重1.010以上）に上昇しない ②血中バゾプレシン値は正常または増加	● 高Ca血症 ● 低K血症 ● 慢性腎炎 ● 慢性腎盂腎炎	先天性（遺伝性）腎性尿崩症 ● 腎臓の尿細管細胞の抗利尿ホルモンの2型受容体の遺伝子異常が大半を占め，X連鎖性劣性遺伝を呈する ● 稀なものとして，尿細管の抗利尿ホルモン感受性アクアポリン水チャネル遺伝子異常も報告されており，常染色体劣性遺伝を呈する
①血中ホルモン値やホルモン負荷検査で，下垂体の内分泌機能や腺腫が機能性腺腫かどうかの評価を行う ②画像所見では，腫瘍が大きいとトルコ鞍の拡大を呈し，著明な造影効果を受け，周囲の海綿静脈洞への浸潤する所見を呈するものがある．microadenoma では周囲よりも遅れて造影されるので，腫瘍の存在部位を診断できることがある ③病理組織学的検査では，下垂体の前葉細胞の単調な増殖を認め，腫瘍細胞の異形性，核分裂像は乏しい．腫瘍細胞内に産生するホルモンが免疫染色で同定		

巻末資料：内分泌疾患の指定難病（成人）と小児慢性特定疾病

公示番号	疾患名	臨床所見	主要項目
日本内分泌学会	リンパ球性下垂体前葉炎	主症候	①頭痛，視野障害，乳汁分泌などの下垂体腫瘍に類似の症候 ②疲労感，無月経などの下垂体機能低下症に類似の症候
		参考所見	①妊娠末期，産褥期の発症が多い ②PRLの上昇が1/3の症例に認められる ③他の自己免疫疾患（慢性甲状腺炎など）の合併例が比較的多い ④抗下垂体抗体を認める例がある ⑤長期経過例ではトルコ鞍空洞症（empty sella）を示すことがある
	リンパ球性漏斗下垂体後葉炎	主症候	・頻尿，多飲，口渇などの尿崩症に特有な症候
		参考所見	①下垂体前葉機能は保たれることが多い ②画像検査の異常は自然経過で消退することが多い
	リンパ球性汎下垂体炎	主症候	①下垂体腫瘍および下垂体機能低下症に類似の症候 ②尿崩症に特有な症候
		参考所見	①高PRL血症を認めることがある ②視床下部性と下垂体性の下垂体機能低下症が混在する場合がある
	IgG4関連漏斗下垂体炎	主症候	①IgG4関連全身性疾患あるいは多巣性線維硬化症（Multifocal Fibrosclerosis）を伴う ②視床下部下垂体病変
		参考所見	①中高年の男性に多い ②下垂体前葉機能低下と尿崩症 ③下垂体・下垂体茎腫大 ④ステロイドによく反応する（ステロイド補充前に血清IgGおよびIgG4濃度を測定）

検査所見	鑑別診断	遺伝子検査
①血中下垂体前葉ホルモンの1ないし複数の基礎値または分泌刺激試験における反応性が低い ②画像検査で下垂体の腫大，造影剤により強い造影増強効果 ③下垂体の生検で，前葉に下垂体細胞の破壊像，線維化およびリンパ球を中心とした細胞浸潤（下垂体生検で肉芽腫病変や泡沫化組織球の細胞浸潤を認める場合は，肉芽腫性下垂体炎，黄色腫性下垂体炎と呼称）	● プロラクチン産生腺腫および非機能性下垂体腺腫 ● 頭蓋咽頭腫 ● ラトケ嚢胞 ● 炎症性肉芽腫（結核，真菌症など） ● 全身性肉芽腫疾患（サルコイドーシスなど） ● 胚細胞腫	
①中枢性尿崩症に合致する検査所見 ②画像検査で下垂体茎の限局的肥厚または下垂体神経葉の腫大，造影剤による強い造影増強効果 ③下垂体または下垂体茎生検で，リンパ球を中心とした細胞浸潤，慢性炎症像	● 胚細胞腫 ● ラトケ嚢胞 ● 全身性肉芽腫疾患（サルコイドーシス，Wegener肉芽腫症，ランゲルハンス細胞組織球増加症など） ● 副鼻腔炎，海綿静脈洞炎など下垂体周囲組織からの慢性炎症の波及（傍鞍部非特異的慢性炎症）	
①血中下垂体前葉ホルモンの1ないし複数の基礎値または分泌刺激試験における反応性が低い ②中枢性尿崩症に合致する検査所見（仮面尿崩症の場合がある） ③画像検査で下垂体の腫大と下垂体茎の肥厚，造影剤により強い造影増強効果 ④下垂体または下垂体茎の生検で，下垂体細胞の破壊像，線維化およびリンパ球を中心とした細胞浸潤，慢性炎症（下垂体生検で肉芽腫病変や泡沫化組織球の細胞浸潤を認める場合は，肉芽腫性下垂体炎，黄色腫性下垂体炎と呼称）	● 下垂体腺腫 ● 頭蓋咽頭腫 ● 胚細胞腫 ● ラトケ嚢胞 ● 全身性肉芽腫疾患（サルコイドーシス，Wegener肉芽腫症，ランゲルハンス細胞組織球増加症など） ● 炎症性肉芽腫（結核，真菌症など） ● 下垂体周囲組織からの慢性炎症の波及	
● 下垂体・下垂体茎の生検で，炎症性偽腫瘍の病理組織像および多くのIgG4陽性形質細胞の浸潤を認める	● リンパ球性漏斗下垂体後葉炎	

巻末資料

巻末資料：内分泌疾患の指定難病（成人）と小児慢性特定疾病

	公示番号	疾患名	臨床所見	主要項目
		甲状腺疾患		
		甲状腺ホルモン過剰症		
		甲状腺機能亢進症（狭義）		
小	24	バセドウ（Basedow）病	主症候	①頻脈，体重減少，手指振戦，発汗増加などの甲状腺中毒症所見 ②びまん性甲状腺腫大 ③眼球突出または特有の眼症状
小	23	甲状腺機能亢進症〔バセドウ（Basedow）病以外〕	参考所見	①コレステロール低値，ALP高値を示すことが多い（小児では生理的にALP高値） ②FT4正常でFT3のみが高値の場合が稀にある（TSHは低値） ③眼症状がありTRAbまたはTSAb陽性であるが，FT4およびTSHが正常の例はeuthyroid Graves' diseaseまたはeuthyroid ophthalmopathyといわれる ④高齢者の場合，臨床症状が乏しく，甲状腺腫が明らかでないことが多いので注意 ⑤小児では学力低下，身長促進，落ち着きのなさなどを認める ⑥FT3（pg/mL）/FT4（ng/dL）比は無痛性甲状腺炎の除外に参考となる（小児では生理的にFT3高値） ⑦甲状腺血流測定・尿中ヨウ素の測定が無痛性甲状腺炎との鑑別に有用
		破壊性甲状腺炎（破壊性甲状腺中毒症）		
日本甲状腺学会		無痛性甲状腺炎	主症候	①甲状腺痛を伴わない甲状腺中毒症 ②甲状腺中毒症の自然改善（通常3カ月以内）
日本甲状腺学会		無痛性甲状腺炎	参考所見	①慢性甲状腺炎（橋本病）や寛解バセドウ病の経過中発症する ②出産後数カ月でしばしば発症する ③甲状腺中毒症状は軽度の場合が多い ④病初期の甲状腺中毒症が見逃され，その後一過性の甲状腺機能低下症で気付かれることがある ⑤抗TSH受容体抗体陽性例が稀にある
日本甲状腺学会		亜急性甲状腺炎	主症候	●有痛性甲状腺腫
日本甲状腺学会		亜急性甲状腺炎	参考所見	①上気道感染症状の前駆症状をしばしば伴い，高熱をみることも稀でない ②甲状腺の疼痛はしばしば反対側にも移動する ③抗甲状腺自己抗体は高感度法で測定すると未治療時から陽性になることもある ④細胞診で多核巨細胞を認めるが，腫瘍細胞や橋本病に特異的な所見を認めない ⑤急性期は放射性ヨウ素（またはテクネシウム）甲状腺摂取率の低下を認める

検査所見	鑑別診断	遺伝子検査
①FT4，FT3 のいずれか一方または両方高値 ②TSH 低値（0.1 μU/mL 以下）以下は Basedow 病 ③抗 TSH 受容体抗体（TRAb，TBII）陽性，または刺激抗体（TSAb）陽性以下は成人用 ④放射性ヨウ素（またはテクネシウム）甲状腺摂取率高値，シンチグラフィでびまん性	バセドウ病を除く甲状腺機能亢進症の原因 ● 新生児期に発症する母親からの移行抗体による一過性新生児バセドウ病 ● 成人に多く，年長児でも発症の可能性のある無痛性甲状腺炎や亜急性甲状腺炎などがある	● 非自己免疫性甲状腺機能亢進症を示す機能獲得型甲状腺刺激ホルモン（TSH）受容体（*TSHR*）異常症
①FT4 高値 ②TSH 低値（0.1 μU/mL 以下） ③抗 TSH 受容体抗体陰性 ④放射性ヨウ素（またはテクネシウム）甲状腺摂取率低値	● 甲状腺ホルモンの過剰摂取	
①CRP または赤沈高値 ②FT4 高値，TSH 低値（0.1 μU/mL 以下） ③甲状腺超音波検査で疼痛部に一致した低エコー域	● 橋本病の急性増悪 ● 囊胞への出血 ● 急性化膿性甲状腺炎 ● 未分化癌	

巻末資料

巻末資料：内分泌疾患の指定難病（成人）と小児慢性特定疾病

	公示番号	疾患名	臨床所見	主要項目
		甲状腺ホルモン欠乏症		
		甲状腺機能低下症		
小	27	後天性甲状腺機能低下症 原発性甲状腺機能低下症	主症候	● 無気力，易疲労感，眼瞼浮腫，寒がり，体重増加，動作緩慢，嗜眠，記憶力低下，便秘，嗄声などいずれかの症状
			参考所見	①慢性甲状腺炎（橋本病）が原因の場合，抗マイクロゾーム（または TPO）抗体，または抗サイログロブリン抗体陽性 ②阻害型抗 TSH 受容体抗体により本症が発生することがある ③コレステロール高値，クレアチンホスホキナーゼ高値を示すことが多い ④出産後やヨウ素摂取過多などの場合は一過性甲状腺機能低下症の可能性大
		後天性甲状腺機能低下症 中枢性甲状腺機能低下症	主症候	● 無気力，易疲労感，眼瞼浮腫，寒がり，体重増加，動作緩慢，嗜眠，記憶力低下，便秘，嗄声などいずれかの症状
			参考所見	①視床下部性甲状腺機能低下症の一部では TSH 値が 10 μU/mL 位までで逆に高値を示すことがある ②中枢性甲状腺機能低下症の診断では下垂体ホルモン分泌刺激試験が必要なので，専門医への紹介が望ましい
	26	橋本病（慢性甲状腺炎）	主症候	● びまん性甲状腺腫大
			参考所見	①自己抗体陽性の甲状腺腫瘍は慢性甲状腺炎（橋本病）の疑いと腫瘍の合併と考える ②甲状腺超音波検査で内部エコー低下や不均一を認めるものは慢性甲状腺炎（橋本病）の可能性大
	22	萎縮性甲状腺炎	主症候	● 甲状腺萎縮
			参考所見	①甲状腺機能低下の重症度を示唆する，基礎代謝低下，易疲労感，無気力，徐脈，心機能障害，便秘，嗄声，筋仮性肥大，学業成績の低下，粘液水腫，脱毛，成長の停止（growth arrest），症候性肥満などが特徴的 ②特徴的な成長曲線から発症時期が推定できることがある ③阻害型抗 TSH 受容体抗体により本症が発生することがある ④甲状腺超音波検査で内部エコー低下や不均一な萎縮した甲状腺を認めるものは萎縮性甲状腺炎の可能性大 ⑤ヨウ素摂取過多などの場合は一過性甲状腺機能低下症の可能性大

検査所見	鑑別診断	遺伝子検査
● FT4 低値および TSH 高値	その他の甲状腺機能低下症の原因 ● 甲状腺の手術，放射線治療後の甲状腺機能低下症 ● 亜急性甲状腺炎後，アミロイドーシス，サルコイドーシス，ヘモクロマトーシス，シスチン蓄積症など浸潤性，炎症性病変としての甲状腺機能低下症 ● ヨウ素過剰摂取，ヨウ素含有薬剤，インターフェロン，抗けいれん薬など薬剤性甲状腺機能低下症 ● AIDS，甲状腺悪性リンパ腫に伴う甲状腺機能低下症	
● FT4 低値で TSH が低値〜正常	● 甲状腺中毒症の回復期 ● 重症疾患合併例 ● TSH を低下させる薬剤の服用例	
①抗甲状腺マイクロゾーム（または TPO）抗体陽性 ②抗サイログロブリン抗体陽性 ③細胞診でリンパ球浸潤を認める	甲状腺機能低下症の主な原因であるが，橋本病＝低下症とは限らない（橋本病の多くは甲状腺機能正常）．	

巻末資料

	公示番号	疾患名	臨床所見	主要項目
小	28/30/31	先天性甲状腺機能低下症	主症候	● 無気力，易疲労感，眼瞼浮腫，寒がり，体重増加，動作緩慢，嗜眠，記憶力低下，便秘，嗄声などいずれかの症状
		甲状腺ホルモン抵抗症		
指	80	甲状腺ホルモン不応症（RTHβ）	主症候	①明らかな臨床症状はないことが多い．しかし，甲状腺機能亢進症あるいは低下症の症状のいずれもとり得る．さらに同一症例にこれらの症状が混在することがある（動悸，不整脈：頻脈・徐脈・心房細動，心不全，発汗増加，易被刺激性，注意欠陥多動性障害，精神発達遅延，成長障害） ②軽度のびまん性甲状腺腫大や頻脈を認めることが多い ③血中の甲状腺ホルモン濃度と全身の代謝状態が合致しない〔甲状腺ホルモン値上昇による全身の代謝亢進を示す参考所見として，コレステロールやクレアチンキナーゼ（CK）の低下，フェリチンや性ホルモン結合グロブリン（SHBG）の上昇などがある〕 ● 患者が妊娠した場合，児に遺伝する可能性が50％であること，また，児が変異 TRβ 遺伝子をもたない場合，流産や低出生体重となる可能性があるなど支障があることに臨床上留意
			参考所見	①TRH 試験により血中 TSH は正常反応を示す．トリヨードサイロニン（T3）を投与した際の TSH の抑制が不十分 ②血中 α サブユニットあるいは α サブユニット/TSH モル比の上昇を認めない ③血縁者に発生する
小	32		主症候	①びまん性甲状腺腫 ②機能亢進症状：頻脈，注意欠陥障害，多動性・学習障害 ③機能低下症状：低身長，骨年齢遅延，聴力障害
			参考所見	①不適切 TSH 分泌が疑わしい場合には，およそ1カ月以降に再検 ②甲状腺ホルモン依存性マーカーであるコレステロールが低値を示すことがある ③家族に不適切 TSH 分泌を認める場合は，直ちに遺伝子解析の対象となる ④下垂体 TSH 産生腫瘍との鑑別には，TRH 負荷試験および下垂体 MRI を行う

検査所見	鑑別診断	遺伝子検査
• FT4 低値および TSH 高値 • 画像診断：新生児，乳児期であれば甲状腺超音波検査，3 歳以降では ^{99m}Tc（テクネシウム）または放射性ヨウ素（^{123}I）甲状腺シンチグラム	• (28) 異所性甲状腺：画像で甲状腺の位置異常（舌部，舌根部，舌下部，喉頭前部，気管内部，胸骨下部など）を確認 • (30) 無甲状腺症：画像で甲状腺の欠損を確認．血清 Tg が測定感度以下，ヨウ素唾液血清比が正常であることによりヨウ素濃縮障害と鑑別 • (31) 甲状腺形成異常のうち低形成，片葉欠損：画像で低形成あるいは片葉欠損を診断 • (31) 甲状腺ホルモン合成障害 • (31) 機能喪失型 TSH 受容体遺伝子変異	• 転写因子（*TITF1*, *TITF2*, *PAX8*） • ヨウ素シンポーター（*NIS*） • サイログロブリン（*Tg*） • 甲状腺ペルオキシダーゼ（*TPO*） • 甲状腺酸化酵素 2（*DUOX2/A2*） • ペンドリン（*PDS*） • 機能喪失型 TSH 受容体（*TSHR*）遺伝子変異
①血中遊離サイロキシン（T4）値が高値にもかかわらず血中甲状腺刺激ホルモン（TSH）は基準値内〜高値を示す不適切 TSH 分泌症候群（SITSH）が持続する〔測定系（1 ステップアッセイ法と 2 ステップアッセイ法）や測定時期（1 カ月後とさらにそれから 3 カ月後）を変更し，真の SITSH であるかを確認する．T3 はほとんどの場合高値である．SITSH ではないが甲状腺ホルモンに対する感受性が低下する遺伝子異常症がある〕 • 血中 α サブユニット，α サブユニット/TSH モル比 • 抗 TSH レセプター抗体，TSAb% • 負荷試験：TRH 負荷試験，T3 抑制試験（甲状腺ホルモン薬投与による抑制の有無） • 画像所見：甲状腺エコー，甲状腺ヨウ素摂取率（シンチグラフィ），下垂体 MRI ①FT4（FT3）高値 ②TSH は抑制されず，基準値内〜時に高値（SITSH）	• TSH 産生性下垂体腺腫（TSHoma） • アルブミン遺伝子異常：家族性異常アルブミン性高サイロキシン血症（FDH） • nonTR-RTH：SITSH を呈するが TRβ 遺伝子変異を認めない • MCT8 異常症：T3 高値，T4 低値，TSH 正常〜軽度高値 • SBP2 異常症：T3 低値，T4 高値，TSH 正常〜軽度高値 • TRα 異常症（RTHα）：T3 および TSH 正常または軽度高値，T4 正常または軽度低値	• 甲状腺ホルモン受容体 β 遺伝子変異 TRβ 遺伝子（*THRB*）解析の結果，変異があり，以下の 3 つのいずれかの条件を満たせば RTH の診断は確定 ①第 1 度近親者に SITSH 症例が存在 ②TRβ 遺伝子（*THRB*）変異が RTH 症例において既報の変異 ③これまでに報告のない新規変異であるが，その変異が RTH において変異が収束する 3 つのクラスター上に位置 ④（参考）以上のいずれにも該当しないが，in vitro で TRβ の機能異常が確認された変異

	公示番号	疾患名	臨床所見	主要項目
		甲状腺結節		
小	54	腺腫様甲状腺腫	主症候	①結節状に腫大した甲状腺腫を触知する．甲状腺腫のみを触知し，結節がはっきりしないことも多い ②甲状腺機能亢進ならびに低下症状を認めない
小	13	甲状腺癌	主症候	●甲状腺腫
			参考所見	①*RET* 遺伝子異常による MEN2A，2B は髄様癌を合併 ②放射線被曝が誘因となる（小児の乳頭癌）
小	65	MEN2 型〔シップル（Sipple）症候群〕	MEN2（MEN2AまたはMEN2B）	以下のうちいずれかを満たす ①甲状腺髄様癌と褐色細胞腫を有する ②上記 2 病変のいずれかを有し，一度近親者（親，子，同胞）に MEN2 と診断された者がいる ③上記 2 病変のいずれかを有し，RET 遺伝子の病原性変異が確認されている
			FMTC	以下を満たす ●家系内に甲状腺髄様癌を有し，かつ甲状腺髄様癌以外の MEN2 関連病変を有さない患者が複数いる （1 名の患者の臨床像をもとに FMTC の診断はできない．MEN2A における甲状腺髄様癌以外の病変の浸透率が 100%ではないため，血縁者数が少ない場合には，MEN2A と FMTC の厳密な区別は不可能である．MEN2B は身体的な特徴から MEN2A や FMTC と区別できる）

検査所見	鑑別診断	遺伝子検査
①甲状腺機能（遊離T4，遊離T3，TSH）は正常 ②甲状腺自己抗体（抗TG抗体，抗TPO抗体）は陰性 ③甲状腺超音波検査で，多発性の結節，結節が被膜で包まれていない，結節内部の構造は多様などの所見 ●病理所見：腺腫様に増殖を示す部分，過形成を示す部分，およびほとんど正常と思われる部分が混在．結節の組織像は大型の濾胞よりなり，濾胞内コロイド貯留，濾胞上皮の増生，出血・壊死・結合組織増生・石灰沈着が混在		
①画像診断：超音波検査，CT，MRIなど ②病理組織学的検査：乳頭癌，濾胞癌，髄様癌に分類（小児では乳頭癌がほとんど）．吸引細胞診によって診断		● RET遺伝子異常によるMEN2A，2Bが髄様癌を合併
		● 癌原遺伝子であるRET遺伝子の生殖細胞系列変異がほぼ全例で認められる（遺伝子変異は全てミスセンス変異であり，変異コドンと臨床像に明瞭な相関が認められる） ● RET遺伝子変異が同定された患者の血縁者で，発症前遺伝子診断によって変異が同定されたが，まだいずれの病変も発症していない者を「RET変異保有未発症者」とよぶ

巻末資料

巻末資料：内分泌疾患の指定難病（成人）と小児慢性特定疾病

	公示番号	疾患名	臨床所見	主要項目
小	64	MEN1型〔ウェルマー（Wermer）症候群〕	MEN1	以下のうちいずれかを満たす ①原発性副甲状腺機能亢進症，膵消化管内分泌腫瘍，下垂体腺腫のうち2つ以上を有する ②上記3病変のうち1つを有し，一度近親者（親，子，同胞）にMEN1と診断された者がいる ③上記3病変のうち1つを有し，MEN1遺伝子の病原性変異が確認されている
	66	その他の多発性内分泌腫瘍		● フォン ヒッペル・リンドウ病またはレックリングハウゼン病で，内分泌腫瘍を合併
		副甲状腺疾患		
		副甲状腺ホルモン過剰症		
		副甲状腺機能亢進症		
小	78	副甲状腺機能亢進症	主症候	● 高Ca血症と副甲状腺腫
		副甲状腺ホルモン欠乏症		
		副甲状腺機能低下症		
指	235		主症候	①口周囲や手足などのしびれ，錯感覚 ②テタニー ③全身痙攣
小	79	副甲状腺機能低下症	参考所見	多くが原因不明であり，特発性副甲状腺機能低下症（IHP：idiopathic hypoparathyroidism）と総称されてきた ● 副甲状腺のCa感受性の異常 ● 自己免疫性 ● 低Mg血症 ● 続発性：頸部手術や放射線照射後など
小	80	副甲状腺欠損症	欠損	● 画像診断，遺伝子診断などによるが，確定は困難

検査所見	鑑別診断	遺伝子検査
	• フォン ヒッペル・リンドウ病 • レックリングハウゼン病	• 腫瘍抑制遺伝子である *MEN1* 遺伝子の生殖細胞系列変異は，家族例の約90％，散発例の約50％に認められる（遺伝子変異の型と臨床像の相関はみられず，同一家族内でも患者ごとに臨床像は異なる） • *MEN1* 遺伝子変異が同定された患者の血縁者で，発症前遺伝子診断によって変異が同定されたが，まだいずれの病変も発症していない者を「*MEN1* 変異保有未発症者」とよぶ • サイクリン依存性キナーゼインヒビター遺伝子（*CDKN1B*, *CDKN2C*）の変異．日本人ではまだ報告がない
①血中 PTH 高値 ②血清 Ca 高値または正常 ③血清リン値低値または正常 ④尿中 Ca 排泄増加	• 二次性副甲状腺機能亢進症	
①低 Ca 血症，かつ正または高リン血症 ②eGFR 30 mL/min/1.73m² 以上 ③Intact PTH 30 pg/mL 未満	①二次性副甲状腺機能低下症： • 頸部手術後 • 放射線照射後 • 悪性腫瘍の浸潤 • 肉芽腫性疾患 • ヘモクロマトーシス • ウィルソン病 • 母体の原発性副甲状腺機能亢進症（新生児・一過性） ②マグネシウム（Mg）補充により治癒する場合 低 Mg 血症を認める場合には硫酸 Mg などによる補充を行い，低 Mg 血症の改善に伴い低 Ca 血症が消失する場合には，低 Mg 血症に対する治療を継続する	• *PTH* 遺伝子異常
①低 Ca 血症 ②高リン血症 ③血中 PTH 低値		

巻末資料

巻末資料：内分泌疾患の指定難病（成人）と小児慢性特定疾病

	公示番号	疾患名	臨床所見	主要項目
		副甲状腺ホルモン抵抗症		
指	236	偽性副甲状腺機能低下症	主症候	①口周囲や手足などのしびれ，錯感覚 ②テタニー ③全身痙攣 ● オルブライト遺伝性骨異形成症（Albright hereditary osteodystrophy：AHO）症候（肥満，低身長，異所性皮下骨化，短指症，第4中手骨の短縮，円形顔貌，知能障害など） ①合併するもの：Ia 型 ②合併しないもの：Ib 型
小	9		参考所見	①血清アルブミン（Alb）値が 4 g/dL 未満の場合は下記の式を用いて補正値を算出する．補正 Ca 値＝実測 Ca 値＋（4-Alb） ②思春期の小児では，この基準を下回る場合もある ③基準以下の軽度腎機能障害では，PTH のみならず Elsworth-Howard 試験を確定することが望ましい ④低身長，肥満，中手骨の短縮などを特徴とする Albright 遺伝性骨形成異常症（AHO）を合併し，Gsα 蛋白活性が低下した Ia 型や AHO を示さず Gsα 蛋白が正常な Ib 型に分類
小	8	偽性偽性副甲状腺機能低下症	偽性偽性	● 偽性副甲状腺機能低下症の父より出生し，低 Ca 血症，高 PTH 血症がなく，低身長，肥満，中手骨の短縮などを特徴とする Albright 遺伝性骨形成異常症（AHO）を合併した場合
		ビタミン D 抵抗症		
指	239	ビタミン D 依存性くる病/骨軟化症 1 型 （ビタミン D 依存症 1 型）	主症候	● 骨変形（四肢の機能障害） ● 成長障害 ● 筋力低下（歩行困難，立ち上がれない） ● 骨痛（鎮痛剤の使用，運動制限） ● 低カルシウム血症による筋肉攣縮や全身痙攣など
小	76	ビタミン D 依存性くる病/骨軟化症 2 型 （ビタミン D 依存症 2 型）	参考所見 （2 型）	● 禿頭
指	239			

検査所見	鑑別診断	遺伝子検査
①低 Ca 血症（8.5 mg/dL 未満），かつ正または高リン血症（血清リン 3.5 mg/dL 以上） ②eGFR 30 mL/min/1.73m² 以上 ③Intact PTH 30 pg/mL 以上 ● ビタミン D 欠乏症：血清 25 水酸化ビタミン D〔25(OH)D〕が 15 ng/mL 以上 ● Ellsworth-Howard 試験	● ビタミン D 欠乏症：血清 25 水酸化ビタミン D〔25(OH)D〕が 15 ng/mL 未満の場合にはビタミン D の補充などによりビタミン D を充足させたのちに再検査を行う	● *GNAS* 遺伝子の変異 ● *GNAS* 遺伝子の転写調節領域の DNA メチル化異常
①低 Ca 血症：補正血清 Ca 値が 8.5 mg/dL 未満 ②高リン血症または正リン血症：成人血清リン 3.5 mg/dL 以上，小児血清リン 4.5 mg/dL 以上 ③腎機能ほぼ正常：血清 BUN 30 mg/dL 以下，または，血清 Cr 2 mg/dL 以下 ④血中 intact PTH 30 pg/mL 以上		
● 低 Ca 血症，高 PTH 血症がない		
①低 Ca 血症：（参考）血清 Ca 補正値（8.4 mg/dL 以下），イオン化 Ca（2.1 mmol/L 以下） ②低リン血症（参考）1 歳未満（4.5 mg/dL 以下），1 歳から小児期（4.0 mg/dL 以下），思春期以降成人（3.5 mg/dL 以下） ③血中 PTH 高値 ④血中 ALP 高値：（参考）血清 ALP 1 歳未満（1200 IU/L 以上），1 歳から小児期（1000 IU/L 以上），思春期の成長加速期（1200 IU/L 以上） ⑤血中 1,25(OH)₂D：1 型低値，2 型高値 ⑥血中 25(OH)D 値正常：（参考）およそ 20～80 ng/mL ⑦骨 X 線像でくる病/骨軟化症の存在	● ビタミン D 欠乏症 ● ビタミン D 抵抗性くる病（低リン血症性くる病） ● 低ホスファターゼ症 ● 骨幹端骨異形成症 ● ブラウント病 ● 副甲状腺機能低下症 ● 偽性副甲状腺機能低下症 ● 高 Ca 尿を伴う遺伝性低リン血症性くる病（HHRH）とは，ビタミン D 依存性くる病では低 Ca 血症となること，高 Ca 尿を呈さないことで鑑別	● 25 水酸化ビタミン D-1α 水酸化酵素（*CYP27B1*）遺伝子異常 ● ビタミン D 受容体（*VDR*）遺伝子異常

巻末資料

巻末資料：内分泌疾患の指定難病（成人）と小児慢性特定疾病

	公示番号	疾患名	臨床所見	主要項目
		FGF23 過剰症		
小	77	ビタミン D 抵抗性骨軟化症	主症候	小項目 ①臨床症状：筋力低下，または骨痛
	16	原発性低リン血症性くる病	主症候	● 低リン血症，過リン酸尿，ビタミン D 抵抗性くる病，骨変形，O 脚，関節腫脹，低身長および骨単純 X 像としてさかずき様変化や毛羽立ちなどのくる病所見 ● HHRH では低リン血症，過リン酸尿に高 Ca 尿症を伴う．そのため，腎石灰化，尿路結石，血尿が見られることがある
			参考所見	● 家族歴

検査所見	鑑別診断	遺伝子検査
大項目 ①低リン血症，または低 Ca 血症 ②高骨型 ALP 血症 小項目 ②骨密度：若年成人平均値（YAM）の 80％未満 ③画像所見：骨シンチグラフィでの肋軟骨などへの多発取り込み，または単純 X 線像での Looser's zone など	● ビタミン D 欠乏症 ● 骨粗鬆症 ● 癌の多発骨転移 ● 多発性骨髄腫 ● 腎性骨異栄養症 ● 副甲状腺機能亢進症	
①骨 X 線像としてくる病の存在 ②血清リン値低値 ③血清 Ca 値正常 ④血中 1,25(OH)$_2$D 正常～低下 ⑤血中 PTH 正常～低下 ⑥TmP/GFR 低下 ⑦血中 FGF23 高値または正常		● X 染色体連鎖性低リン血症性くる病（XLH）：*PHEX* ● 常染色体優性低リン血症性くる病（ADHR）：*FGF23* ● 常染色体劣性低リン血症性くる病（ARHR）：*DMP1*, *ENPP1* ● 高カルシウム尿症を伴う遺伝性低リン血症性くる病（HHRH）：*SLC34A3*

巻末資料

巻末資料：内分泌疾患の指定難病（成人）と小児慢性特定疾病

	公示番号	疾患名	臨床所見	主要項目
		副腎疾患		
		●副腎皮質		
		副腎皮質ホルモン過剰症		
		ミネラルコルチコイド過剰症		
小	1	原発性アルドステロン症	主症候	●高血圧 ●筋力低下や四肢麻痺を呈することがある
			参考所見	利尿薬，アルドステロン拮抗薬は6週間以上，β遮断薬は2週間以上前に中止し，以下に変更 ①ブトララジン ②α遮断薬：ドキサゾシンなど ③Ca拮抗薬：マニジピン，ニフェジピン徐放薬，アムロジピンなど ④血圧コントロールが不十分な症例では，ARB・ACE阻害薬を追加
	86	見かけの鉱質コルチコイド過剰症候群（AME症候群）	主症候	①高血圧（高血圧は通常高度で10歳未満で脳卒中にいたることもある．ストレス下に誘発される潜在的な高血圧のこともある） ②体重増加不良（出生時低体重（子宮内発育遅延）もありうる） ③多飲・多尿
			参考所見	●画像診断で腎石灰化症の所見
	87	リドル（Liddle）症候群	主症候	①頭痛，嘔吐などの高血圧の症状 ②しびれ，筋力低下，四肢麻痺，多飲・多尿などの低K血症による症状

検査所見	鑑別診断	遺伝子検査
①PAC・PRA 同時測定：PAC（pg/mL）/PRA 比＞200〔活性レニン濃度（active renin concentration：ARC：pg/mL）使用の際は PAC/ARC 比＞40 で判定〕 ②確定診断 ⅰ）カプトリル試験：PAC/PRA 比＞200 ⅱ）フロセミド立位負荷試験：PRA＜2 ⅲ）生理食塩水負荷試験：PAC＞60 ③局在診断 ⅰ）副腎 CT ⅱ）副腎静脈採血（手術を検討する場合）	● 腎実質性高血圧 ● 腎血管性高血圧 ● 内分泌性高血圧 ● 大動脈縮窄症 ● 脳幹部血管圧迫 ● 睡眠時無呼吸症候群 ● 薬剤誘発性高血圧	
①低レニン血症 ②低アルドステロン血症 ③低 K 血症 ④代謝性アルカローシス ⑤尿（あるいは血漿）中コルチゾール/コーチゾン代謝産物比〔tetrahydrocortisol（THF）＋alloTHF/tetrahydrocortison（THE）〕の増加（通常，比は 10-100 倍程度となり診断のための非常に有力な根拠）	● 偽性高アルドステロン血症 ● Liddle 症候群	● 11βHSDtype 2 遺伝子（*HSD11B2*）の異常
①血清 Na 高値 ②血清 K の低下 ③代謝性アルカローシス ④血漿アルドステロン低値，血漿レニン活性または血漿レニン濃度の低下．尿中アルドステロン低値	● 原発性アルドステロン症 ● 偽性低アルドステロン症 ● グリチルリチン過剰摂取	● *SCNN1B* または *SCNN1G* 遺伝子の異常

巻末資料：内分泌疾患の指定難病（成人）と小児慢性特定疾病

公示番号		疾患名	臨床所見	主要項目
小		**グルココルチコイド過剰症**		
	12	副腎腺腫によるクッシング症候群		
	13	副腎皮質結節性過形成	主症候	● クッシング症候：満月様顔貌，中心性肥満・水牛様脂肪沈着，赤紫色皮膚線条（幅1cm以上），皮膚菲薄化・皮下溢血，近位筋萎縮・筋力低下
	14	その他のクッシング症候群		

検査所見	鑑別診断	遺伝子検査
Cushing 徴候を認め， ①一晩少量（1mg）デキサメタゾン抑制試験：翌朝の血中コルチゾール値が 5µg/dL 以上 ②血中コルチゾール日内変動：深夜睡眠時の血中コルチゾール値が 5µg/dL 以上 ③ACTH 分泌抑制：血中 ACTH 値 <10pg/mL または CRH 負荷に対する低反応（<1.5倍） ④血中 DHEA-S 値：低値， ⑤深夜唾液中コルチゾール値：1.5 倍以上（複数日） ⑥副腎（アドステロール）シンチグラフィ：健常側の抑制 （著者補足）	● クッシング症候群を起こす副腎腺腫の明確な診断基準は存在しない． ● クッシング病の診断基準を用いることにより，クッシング病，異所性 ACTH 産生腫瘍を鑑別でき，副腎腫瘍の存在が確認できれば診断可能	
内分泌検査 ①血漿 ACTH 低値 ②血中コルチゾール高値または正常範囲内，日内変動なし ③尿中 17OHCS 高値，尿中 17KS 高値 ④デキサメタゾン 8 mg 負荷で抑制されない ⑤ACTH 刺激試験陽性 ⑥CRH 刺激試験陰性 ⑦メトピロンテスト陰性（少数例で陽性） 画像診断 ①エコー，CT，MRI で両側副腎の著しい腫大 ②副腎シンチグラフィで両側副腎への取り込み増大 ③通常下垂体には腫瘍を認めない 病理学的特徴 ①副腎皮質過形成の亜型の中でも最も副腎肥大が著しい．両側重量が 70 g を超える過形成 ②淡黄色調の大結節（0.1-0.4 cm）ないし亜結節が両側副腎を占め，本来の副腎皮質構造が著しく歪められている（結節には出血，壊死は原則的に認められない） ③組織学的に，小型の暗調細胞と小型明調細胞，通常大の明調細胞の著しい増生が主体．症例により中等大の暗調細胞を認める ④非結節部副腎皮質も小型の暗調/明調細胞で占められる ⑤酵素学的には 3βHSD 活性は腺腫より低い ⑥電顕的には滑面小胞体の発達は概して悪い ⑦免疫組織化学的には 3βHSD 活性は明調細胞に染色があり，17α hydroxylase は小型暗調細胞が染色性を示す	● 両側副腎皮質腺腫 ● ACTH 依存性結節性過形成	
	● 10 から 13 以外のクッシング症候群	

巻末資料

	公示番号	疾患名	臨床所見	主要項目
		副腎皮質ホルモン欠乏症		
小		ミネラルコルチコイド欠乏症		
小	68	アルドステロン合成酵素欠損症	主症候	①塩喪失症状：発症時期は新生児期～乳児期が殆ど，哺乳力低下，体重増加不良，嘔吐，脱水など ②全身の色素沈着がない
小	69	低レニン性低アルドステロン症	主症候	①塩喪失症状，哺乳力低下，体重増加不良，嘔吐，脱水など ②全身の色素沈着がない
小	70	その他の低アルドステロン症		
		グルココルチコイド欠乏症		
指	83	アジソン病	自覚症状	①色素沈着：あるいは稀に白斑，関節部，手術創，乳輪，手掌の皮溝，歯齦，口腔粘膜，舌，口唇などに特徴的 ②易疲労，脱力感 ③体重減少 ④消化器症状：食欲不振，悪心・嘔吐，下痢，腹痛 ⑤精神症状：無気力，無関心，不安感 ⑥急性副腎皮質不全症状：全身倦怠感，頭痛，悪心・嘔吐，発熱などの非特異的症状に始まり，急速に進行して意識障害，呼吸困難，ショック
指	83	アジソン病	他覚所見	①低血圧：起立性低血圧症をきたしやすい． ②脱毛，性腺機能低下：女性では腋毛，陰毛の脱落，月経異常，男性では性欲低下 ③低血糖症状
指	83	アジソン病	参考所見	①自己免疫性副腎炎 ②結核性 ③感染症 ④その他の原因
指	83	アジソン病	合併症	●メタボリックシンドローム・糖尿病・高血圧・脂質異常症・骨量低下・骨粗鬆症

検査所見	鑑別診断	遺伝子検査
①血清 Na の低下，血清 K の高値 ②血漿アルドステロンの低値，血漿レニン活性または濃度の上昇 ③尿中アルドステロン低値 ④血中コルチゾール正常，血中副腎性アンドロゲン正常，血漿 ACTH 正常 ⑤尿中ステロイドプロフィルにおいて，アルドステロン代謝物の低下（保険未収載）	● 偽性低アルドステロン症 ● 21-水酸化酵素欠損症 ● 先天性リポイド過形成症 ● 先天性副腎低形成症	● 遺伝子診断：*CYP11B2* 遺伝子の異常
①血清 Na の低下，血清 K の高値 ②血清クロール軽度高値，代謝性アシドーシス ③血漿アルドステロンの低値，血漿レニン活性または濃度の低値 ④尿中アルドステロン低値 ⑤血中コルチゾール正常，血中副腎性アンドロゲン正常，血漿 ACTH 正常	● 偽性低アルドステロン症 ● 21-水酸化酵素欠損症 ● 先天性リポイド過形成症 ● 先天性副腎低形成症 ● アルドステロン欠損症 ● 糖尿病性腎症 ● 慢性腎疾患 ● 尿細管アシドーシス ● K 保持利尿薬の使用	
	● 68，69 以外の低アルドステロン症	
①内分泌学的検査：血漿コルチゾール低値と血漿 ACTH の高値を認め，迅速 ACTH 負荷試験で血漿コルチゾールの増加反応を認めなければ，本症と診断 ②末梢血液像：軽度の貧血や白血球数の減少ならびに相対的リンパ球増加および好酸球増加 ③血清生化学：アルドステロン欠乏による血清 Na，Cl の低下と K の上昇．血清 Na(mEq/L)/K(mEq/L) 比が 30 以下（正常は 32），ときに高 Ca 血症，代謝性アシドーシス，水利尿の低下 ④免疫学的検査：自己免疫機序の関与する特発性アジソン病では抗副腎抗体を検出することがある ● 甲状腺機能，甲状腺自己抗体 ● 性腺機能 ● レニン・アルドステロン ● DHEA-S	● SF-1 異常症 ● ACTH 不応症（コルチゾール低値，アルドステロン正常） ● 先天性リポイド過形成症 ● 甲状腺機能亢進症 ● ヘモクロマトーシス ● 肝硬変症 ● 吸収不良症候群 ● ポイツ-イエガー（Peutz-Jeghers）症候群 ● 慢性腎不全 ● 強皮症 ● 黒色表皮症 ● レックリングハウゼン病 ● アジソン病：血漿コルチゾール低値と血漿 ACTH の高値を認め，迅速 ACTH 負荷試験で血漿コルチゾールの増加反応を認めない ● 部分的アジソン病：血漿コルチゾールが正常下限でも，ACTH 負荷に対して血漿コルチゾールの反応性が欠如あるいは低下を認める	

巻末資料

巻末資料：内分泌疾患の指定難病（成人）と小児慢性特定疾病

	公示番号	疾患名	臨床所見	主要項目
小	85	慢性副腎皮質機能低下症（アジソン病）	主症候	①副腎不全症状：発症時期は小児期から成人期までさまざまである．腹痛，嘔吐，易疲労感，食欲不振，ストレスを契機にしたショック，意識障害など（慢性的に経過することが多く，不定愁訴との鑑別がつきにくいこともある） ②皮膚色素沈着：全身のびまん性の色素沈着（起立性低血圧も同時に認めることがある．思春期以降であれば腋毛，恥毛の脱落を伴うことがある）
			参考所見	● 低 Na 血症 ● 高 K 血症 ● 抗副腎皮質抗体（保険未収載）
	35	自己免疫性多内分泌腺症候群1型	主症候	①粘膜皮膚カンジダ症：皮膚，爪，口腔粘膜などに難治性カンジダ感染を繰り返す ②副甲状腺機能低下症：全身性痙攣発作，テタニー，運動失調など ③副腎不全（アジソン病）：易疲労感，全身倦怠感，脱力感，筋力低下，体重減少，低血圧，食欲不振，精神症状（無気力，不安，うつ）など
	36	自己免疫性多内分泌腺症候群2型	APS 2 (-4) 型	● 自己免疫性副腎皮質機能低下症（アジソン病）に加え，自己免疫性甲状腺疾患（バセドウ病，橋本病）または 1A 型糖尿病を合併した場合（各自己免疫疾患の診断については各々の診断基準を参照） 参考 ● 自己免疫性多内分泌腺症候群 3 型（自己免疫性甲状腺疾患＋アジソン病以外の自己免疫性内分泌疾患）と 4 型（1-3 型に該当しない複数の自己免疫性内分泌疾患）を含めて広義の自己免疫性多内分泌腺症候群 2 型とする分類も存在

検査所見	鑑別診断	遺伝子検査
①全ての副腎皮質ホルモンの低下 ⅰ）血中コルチゾールの低値 ⅱ）血中アルドステロンの低値 ⅲ）血中副腎性アンドロゲンの低値 ⅳ）尿中 17-OHCS/コルチゾール，17-KS の低値 ⅴ）ACTH 負荷試験で全ての副腎皮質ホルモンの分泌低下 ⅵ）尿中ステロイドプロフィルにおいて，ステロイド代謝物の全般的低下，異常低値 ②血中 ACTH，PRA の高値	● SF-1 異常症 ● ACTH 不応症（コルチゾール低値，アルドステロン正常） ● 先天性リポイド過形成症 ● DAX1 異常症	
①副甲状腺機能低下症：副甲状腺ホルモン分泌不全のため低 Ca 血症，高リン血症 ②副腎不全（アジソン病）：ミネラルコルチコイドであるアルドステロン，グルココルチコイドであるコルチゾール，副腎アンドロゲンであるデヒドロエピアンドロステロン（DHEA）とその硫酸塩（DHEA-S）の分泌低下		● *AIRE* 遺伝子変異（同定された場合でも，臨床診断に該当しない場合には本疾患と診断することはできない）

巻末資料

巻末資料：内分泌疾患の指定難病（成人）と小児慢性特定疾病

	公示番号	疾患名	臨床所見	主要項目
指	82	先天性副腎低形成症		
小	82	DAX-1 異常症（X連鎖性）	主症候	①副腎不全症状：発症時期は新生児期から成人期まで様々：哺乳力低下，体重増加不良，嘔吐，脱水，意識障害，ショックなど ②皮膚色素沈着：全身のびまん性の色素沈着 ③低ゴナドトロピン性性腺機能不全：停留精巣，ミクロペニス，二次性徴発達不全（年長児） ④精子形成障害
			参考所見	●デュシェンヌ（Duchene）型筋ジストロフィ症に先天性副腎低形成症を合併することがある．精神発達遅滞，成長障害，グリセロールキナーゼ（glycerol kinase）欠損症を伴う DAX-1 遺伝子欠失による
		SF-1/Ad4BP 異常症（常染色体性）	主症候	①副腎不全症状：伴わない場合がある：哺乳力低下，体重増加不良，嘔吐，脱水，意識障害，ショックなど ②46, XY 性分化異常症：様々な程度の性分化異常（Testicular dysgenesis） ●肥満症
		IMAge 症候群（原因不明）	主症候	①子宮内発育遅延（intrauterine growth retardation：IUGR） ②骨幹端異形成症（metaphyseal dysplasia） ③先天性副腎低形成（adrenal hypoplasia congenita）：副腎不全症状，皮膚色素沈着 ④外性器異常（genital anomalies）：停留精巣/小陰茎，尿道下裂など

検査所見	鑑別診断	遺伝子検査
①全ての副腎皮質ホルモンの低下 ⅰ）血中コルチゾールの低値 ⅱ）血中アルドステロンの低値 ⅲ）血中副腎性アンドロゲンの低値 ⅳ）ACTH負荷試験で全ての副腎皮質ホルモンの分泌低下 ⅴ）尿中ステロイドプロフィルにおいて，ステロイド代謝物の全般的低下，特に新生児期の胎生皮質ステロイド異常低値 ②血中ACTH，PRAの高値 ③血中ゴナドトロピン低値 ④画像による副腎低形成の証明 ⑤副腎病理所見：永久副腎皮質の形成障害と空胞形成を伴う巨大細胞で形成された胎児副腎皮質の残存とを特徴とするcytomegalic formを示す．	● SF-1異常症 ● ACTH不応症（コルチゾール低値，アルドステロン正常） ● 先天性リポイド過形成症	● DAX-1（*NR0B1*）遺伝子の異常
①副腎不全症状を有する場合：全ての副腎皮質ホルモンの低下 ⅰ）血中コルチゾールの低値 ⅱ）血中アルドステロンの低値 ⅲ）血中副腎性アンドロゲンの低値 ⅳ）ACTH負荷試験で全ての副腎皮質ホルモンの分泌低下 ⅴ）尿中ステロイドプロフィルにおいて，ステロイド代謝物の全般的低下，特に新生児期の胎生皮質ステロイド異常低値 ②副腎不全症状を有する場合：血中ACTHの高値 ③画像診断による副腎低形成の証明	● DAX-1異常症 ● ACTH不応症（コルチゾール低値，アルドステロン正常） ● 先天性リポイド過形成症	● SF-1/Ad4BP（*NR5A1*）遺伝子の異常
①全ての副腎皮質ホルモンの低下：軽症例の報告がある ⅰ）血中コルチゾールの低値 ⅱ）血中アルドステロンの低値 ⅲ）血中副腎性アンドロゲンの低値 ⅳ）ACTH負荷試験で全ての副腎皮質ホルモンの分泌低下 ②血中ACTHの高値 ③画像診断による副腎低形成の証明 ④X線による長管骨の骨端部異形成 ⑤高Ca尿症を認める場合がある ⑥骨年齢の遅延	● DAX-1異常症 ● SF-1/AD4BP異常症 ● ACTH不応症（コルチゾール低値，アルドステロン正常） ● 先天性リポイド過形成症	

巻末資料

巻末資料：内分泌疾患の指定難病（成人）と小児慢性特定疾病

	公示番号	疾患名	臨床所見	主要項目
小	82	その他の先天性副腎低形成症	トリプルA (Triple A) 症候群 Allgrove 症候群	①食道アカラシア ②無涙症 ③筋力低下 ● 精神運動発達遅滞，構音障害，筋力低下，運動失調，自律神経障害など
指	20	副腎白質ジストロフィ	主症候	①精神症状 ②知能障害 ③視力低下 ④歩行障害 ⑤錐体路徴候 ⑥感覚障害 ⑦自律神経障害 ⑧副腎不全症状：無気力，食欲不振，体重減少，色素沈着（皮膚，歯肉），低血圧など
指	81	**先天性副腎皮質酵素欠損症**		
小	61	リポイド副腎過形成症	主症候	①副腎不全症状 哺乳力低下，体重増加不良，嘔吐，脱水，意識障害，ショックなど ②皮膚色素沈着 全身のびまん性の色素沈着．口腔粘膜，口唇，乳輪，臍，外陰部に強い色素沈着 ③外性器所見 ほぼ全例女性型外性器〔一部外性器の軽度の男性化を示す 46, XY 女性例（StAR 異常，P450scc 異常），外性器が完全な男性型を示す 46, XY 男子例（StAR 異常症）が存在〕
小	57	3β-ヒドロキシステロイド脱水素酵素欠損症	主症候	①副腎不全症状 哺乳力低下，体重増加不良，嘔吐，脱水，意識障害，ショックなど ②皮膚色素沈着 全身のびまん性の色素沈着．口腔粘膜，口唇，乳輪，臍，外陰部に強い色素沈着 ③外性器所見 ● 46, XY 症例では尿道下裂，停留精巣などの不完全な男性化 ● 46, XX 症例では正常女性型から軽度の陰核肥大，陰唇癒合（軽度の男性化）

検査所見	鑑別診断	遺伝子検査
①極長鎖脂肪酸分析 ②画像診断（頭部 MRI，頭部 CT） ③神経生理学的検査 ④副腎機能検査：臨床的に無症状でも，ACTH 高値や rapid ACTH 試験で低反応を認めることがある ⑤病理所見：大脳白質の脱髄，グリオーシス，血管周囲の炎症細胞浸潤が強い．副腎では皮質細胞の膨化，進行期には著明な萎縮を認める．大脳白質マクロファージ，副腎皮質細胞，末梢神経シュワン細胞に松の葉様の層状構造物．この構造物は極長鎖脂肪酸を有するコレステロールエステルを含むものと推定	①小児 注意欠陥多動障害，学習障害，心身症，視力障害，難聴，アジソン病，脳腫瘍，亜急性硬化性全脳炎（SSPE），他の白質ジストロフィ ②成人 家族性痙性対麻痺，多発性硬化症，精神病，認知症，脊髄小脳変性症，アジソン病，脳腫瘍，悪性リンパ腫，他の白質ジストロフィ	• *ABCD1* 遺伝子の変異は多彩で，病型と遺伝子変異には明らかな相関は認められていない．同一の変異を有していても異なる臨床病型を示すことはよく経験される
①画像による副腎皮質の腫大（先天性リポイド過形成症（特に P450scc 異常）でも副腎の腫大を認めない場合があり，その場合先天性副腎低形成との鑑別は難しい）．副腎 CT における fat density を伴う副腎腫大は診断的価値が高い ②血漿 ACTH 高値 ③PRA 高値 ④尿中ステロイドプロフィルにおいてステロイド代謝物の全般的低下．特に新生児期の胎生皮質ステロイド異常低値 ⑤低 Na 血症，高 K 血症	• 先天性副腎低形成症 • ACTH 不応症 • 21-水酸化酵素欠損症 • 3β 水酸化ステロイド脱水素酵素欠損症	• Steroidogenic acute regulatory protein（*StAR*）遺伝子の異常（90％以上の症例で同定される） • コレステロール側鎖切断酵素（P450scc）遺伝子（*CYP11A*）の異常
①血漿 ACTH 高値 ②PRA の高値 ③プレグネノロン（pregnenolone）/プロゲステロン（progesterone），17-OH プレグネノロン/17-OH プロゲステロン，DHEA/Δ4-アンドロステンジオン（androstenedione）比の上昇 ④低 Na 血症，高 K 血症	• 21-水酸化酵素欠損症 • 11β-水酸化酵素欠損症 • 17α-水酸化酵素欠損症 • POR 欠損症	• タイプⅡ 3βHSD 遺伝子（*HSD3B2*）の異常

巻末資料

巻末資料：内分泌疾患の指定難病（成人）と小児慢性特定疾病

	公示番号	疾患名	臨床所見	主要項目
小	59	21-水酸化酵素欠損症	主症候	①副腎不全症状 　哺乳力低下，体重増加不良，嘔気・嘔吐，脱水，意識障害，ショックなど ②男性化徴候 ●女児の陰核肥大，陰唇癒合，共通泌尿生殖洞．女性の多毛 ●男子の伸展陰茎長の増大．男性の無精症 ③皮膚色素沈着全身のびまん性の色素沈着．口腔粘膜，口唇，乳輪，臍，外陰部に強い色素沈着 ④低身長 　男女とも副腎アンドロゲンの過剰は早期身長発育を促すが，早期骨端線閉鎖により最終的は低身長をきたす
	56	11β-水酸化酵素欠損症	主症候	主症状 ①高血圧：DOC過剰産生による若年高血圧（稀に高血圧が認められない症例が存在） ②男性化（46, XX 女性）：生下時陰核肥大，陰唇陰嚢融合など外性器男性化．出生後も男性型体型，乳房発育不良，多毛などの男性化症状の進行 ③性早熟（46, XY 男性）：性器肥大，陰毛出現などの性早熟 副症状 ●低身長（男女とも）：男女とも副腎アンドロゲンの過剰は早期身長発育を促すが，早期骨端線閉鎖により最終的には低身長をきたす
	58	17α-水酸化酵素欠損症	主症候	主症状 ①高血圧 　DOCやコルチコステロン（corticosterone）の過剰産生による若年性高血圧（まれに高血圧の認められない症例が存在） ②性腺機能低下症 　外陰部は女性型．原発性無月経，乳房発育不全などの二次性徴の欠落（軽症46, XY症例で外性器の男性化を認める症例もある．軽症46, XX症例では月経を認める症例もある）． 　男女とも性毛（腋毛，陰毛）の欠如 副症状 ●ミネラルコルチコイド過剰による低K血症に伴い，筋力低下を認めることがある．

検査所見	鑑別診断	遺伝子検査
●血清 17-OHP の高値 参考 ①尿中プレグナントリオール（Pt）高値（新生児期においては特異性が低い） ②尿中プレグナントリオロン（Pregnanetriolone：Ptl）高値，尿中 11-ヒドロキシアンドロステロン（hydroxyandorosterone：11-OHAn）/プレグナンジオール（Pregnanediol：PD）高値 ③尿中 17KS 高値，尿中 17-OHCS 高値（新生児において基準値はなく，特異性も低い） ④血漿 ACTH 高値 ⑤PRA 高値 ⑥低 Na 血症，高 K 血症	● 3β 水酸化ステロイド脱水素酵素欠損症 ● P450 オキシドレダクターゼ（POR）欠損症 ● 11β-水酸化酵素欠損症	● P450c21 遺伝子（*CYP21A2*）の異常
①血漿 ACTH 高値 ②PRA 低値 ③血清 DOC，11-デオキシコルチゾール（deoxycortisol）の基礎値，負荷後 ACTH の高値 ④血清テストステロン高値，DHES（DHEA-S）高値 ⑤尿ステロイドプロフィルにおける DOC・11-デオキシコルチゾール代謝物高値	● 21-水酸化酵素欠損症 ● 17α-水酸化酵素欠損症	● P45011β 遺伝子（*CYP11B1*）の異常
①PRA 低値，血漿 ACTH 高値ではない ②血清 DOC，コルチコステロン（B）の基礎値，ACTH 負荷後のこれらの高値 ③血清テストステロン，エストロゲンの低値 ④尿中 17-OHCS，17KS の低値 ⑤尿ステロイドプロフィルにおけるプロゲステロン，DOC，コルチコステロン代謝物の高値	● 21-水酸化酵素欠損症 ● 11β-水酸化酵素欠損症 ● POR 欠損症	● P450c17 遺伝子（*CYP17*）の異常

巻末資料

	公示番号	疾患名	臨床所見	主要項目
小	60	P450 酸化還元酵素欠損症	主症候	主症状 ①外性器異常 ● 女児の陰核肥大，陰唇の癒合などの外陰部の男性化． ● 男児の小陰茎，尿道下裂，停留精巣などの不完全な男性化 ②骨症状（まれに骨奇形が軽度，あるいは認めない症例が存在） ● 頭蓋骨癒合症，顔面低形成，大腿骨の彎曲，関節拘縮，くも状指 副症状 ①二次性徴の欠如，原発性無月経 ②母体の妊娠中期からの男性化と児出生後の改善 ③副腎不全
	62	その他の先天性副腎過形成症		
		ミネラルコルチコイド抵抗症		
小	7	偽性低アルドステロン症	主症候	● 新生児期に発症する哺乳不良，体重増加不良，脱水，嘔気・嘔吐，ショック ● 生後数週以内に発症する呼吸器症状（咳，鼻汁，多呼吸，喘鳴，反復する呼吸器感染など）
			参考所見	● 臨床症状および検査所見はミネラルコルチコイド投与に反応しない

検査所見	鑑別診断	遺伝子検査
● 血清 17-OHP の高値（新生児期においては正常上限付近のことが多い） 参考 ①ACTH 負荷試験：CYP21 と CYP17 酵素活性の複合欠損の生化学診断（CYP21 と CYP17 活性の低下を証明） ⅰ）ACTH 負荷試験後のプロゲステロン，17-OH プレグネノロン，17-OH プロゲステロン，デオキシコルチコステロン（deoxycorticosterone），コルチコステロンの上昇 ⅱ）デヒドロエピアンドロステロン（dehydroepiandrosterone：DHEA），アンドロステンジオン（androstenedione：Δ4A）の上昇は認めない ②尿中ステロイドプロフィルによる CYP21 と CYP17 酵素活性の複合欠損の生化学診断．新生児期～乳児期早期：尿中プレグナントリオロン（Pregnanetriolone：Ptl）高値および 11-ヒドロキシアンドロステロン（hydroxyandorosterone：11-OHAn）/プレグナンジオール（PD）低値．乳児期後期以降：プレグネノロン・プロゲステロン・DOC・コルチコステロン・17OHP・21-デオキシコルチゾール（pregnenolone・progesterone・DOC・corticosterone・17OHP・21-deoxycortisol）代謝物高値 ③特徴的骨レントゲン所見（橈骨上腕骨癒合症，大腿骨彎曲など）	● 21-水酸化酵素欠損症 ● 17α-水酸化酵素欠損症 ● 3β 水酸化ステロイド脱水素酵素欠損症 ● アロマターゼ欠損症	● POR 遺伝子の異常
● 56 から 61 以外の先天性副腎過形成症		
①低 Na 血症，高 K 血症 ②代謝性アシドーシス ③正常腎機能および正常副腎機能 ④高レニン性高アルドステロン血症 ⑤尿中 Na 排泄高値 ⑥唾液および汗中 Na，Cl の排泄高値	● 嚢胞性線維症 ● 先天性副腎過形成症 ● 先天性副腎低形成症	● SCNN1A，SCNN1B，あるいは SCNN1G 遺伝子異の常（常染色体劣性遺伝）

	公示番号	疾患名	臨床所見	主要項目
小	7	偽性低アルドステロン症1型腎臓型	主症候	●新生児期に発症する哺乳不良，体重増加不良，脱水，嘔気・嘔吐，ショック
			参考所見	●臨床症状および検査所見はミネラルコルチコイド投与に反応しない
		偽性低アルドステロン症2型（ゴードン症候群 Gordon syndrome）	主症候	●若年発症の高血圧 ●筋力低下や四肢麻痺を呈することがある ●低身長，歯・骨の奇形，精神運動発達遅延をきたすことがある
			参考所見	●臨床症状および検査所見はサイアザイド系利尿薬投与，食塩制限により軽減
		グルココルチコイド抵抗症		
小	81	グルココルチコイド抵抗症	主症候	①慢性疲労 ②ミネラルコルチコイド過剰による症状 　ⅰ）高血圧 　ⅱ）しびれ，筋力低下，四肢麻痺，多飲・多尿などの低カリウム血症による症状 ③副腎アンドロゲン過剰による症状 （小児期）出生時の性別判定困難な外性器所見，男子の同性性思春期早発症，女子の異性性思春期早発症 （成人女性）痤瘡，多毛，月経不順，不妊 （成人男性）痤瘡，多毛，乏精子症，不妊 ④クッシング徴候がない
		副腎髄質ホルモン過剰症		
		●副腎髄質		
		カテコールアミン過剰症		
小	7	褐色細胞腫	主症候	●カテコールアミン（アドレナリン，ノルアドレナリン，ドーパミン）過剰症状：Hypertension（高血圧），Hyperglycemia（高血糖），Hypermetabolism（代謝亢進），Headache（頭痛），Hyperhydrosis（発汗）

検査所見	鑑別診断	遺伝子検査
①低 Na 血症,高 K 血症 ②代謝性アシドーシス ③正常腎機能および正常副腎機能 ④高レニン性高アルドステロン血症 ⑤尿中 Na 排泄高値 ⑥唾液および汗中 Na, Cl の排泄正常	● 早産児,腎奇形,尿路感染症などによる一時的なアルドステロン不応答 ● 先天性副腎過形成症 ● 先天性副腎低形成症	● ミネラルコルチコイド受容体(*MR*)遺伝子の異常(常染色体優性遺伝)
①高 K 血症 ②高 Cl 性代謝性アシドーシス ③正常腎機能および正常副腎機能 ④低レニン血症 ⑤血中アルドステロンはほぼ正常範囲内 ⑥尿中 Na 排泄正常 ⑦尿中 K 排泄低下	● PHA1 型 ● 低アルドステロン血症	● *WNK1* あるいは *WNK4* 遺伝子の異常(多くは常染色体優性遺伝)
①血漿 ACTH は上昇または正常 ②血清コルチゾール上昇 ③24 時間尿中コルチゾールの上昇 参考 ①血漿アルドステロン高値,血漿レニン活性または血漿レニン濃度の低下 ②低 K 血症 ③血清 DHEA 高値 ④女性における血清テストステロン高値	①軽症クッシング症候群 ②偽性クッシング症候群 ③血清 CBG の上昇する状態(妊娠,エストロゲン投与) ④高アルドステロン血症を示す他の疾患	● グルココルチコイド受容体(*GR*)遺伝子の異常
①画像診断:超音波検査,CT, MRI で副腎や交感神経幹に相当する部分に腫瘤を認める.MIBG シンチグラフィおよび FDA-PET が有用 ②病理組織学:繊細な染色質と核小体を持つ楕円形核および淡好酸性胞体をもつ多型,紡錘形細胞の充実性増殖.免疫染色でクロモグラニン A が陽性となることも特徴 ③血中,尿中のカテコールアミン(アドレナリン,ノルアドレナリン,ドーパミン),および,その代謝産物(血漿遊離型メタネフリン分画(メタネフリンとノルメタネフリン))の上昇		● *RET*(MEN2) ● *VHL*(von Hippel-Lindau 病) ● *NF1*(von Recklinghausen 病:神経線維腫症) ● *SDHB* または *SDHD*(遺伝性褐色細胞腫・パラガングリオーマ症候群)などの遺伝子変異

巻末資料

巻末資料：内分泌疾患の指定難病（成人）と小児慢性特定疾病

	公示番号	疾患名	臨床所見	主要項目
指	34	神経線維腫症（Ⅰ型）	主症候	①カフェ・オ・レ斑：扁平で盛り上がりのない斑であり，色は淡いミルクコーヒー色から濃い褐色に至るまで様々で，色素斑内に色の濃淡はみられない．形は長円形のものが多く，丸みを帯びた滑らかな輪郭を呈する．思春期以前に径5 mm 以上，思春期以後径15 mm 以上が，いずれも6個以上．腋窩および鼠蹊の雀卵斑様色素斑 ②神経線維腫：皮膚の神経線維腫は思春期頃より全身に多発する．この他末梢神経内の神経線維腫（nodular plexiform neurofibroma），びまん性の神経線維腫（diffuse plexiform neurofibroma）がみられることもある（2個以上の神経線維腫またはびまん性神経線維腫）
小	13	レックリングハウゼン（Recklinghausen）病（神経線維腫症Ⅰ型）	参考所見	①皮膚病変：雀卵斑様色素斑，大型の褐色斑，貧血母斑，若年性黄色肉芽腫，有毛性褐青色斑など ②骨病変：頭蓋骨・顔面骨の骨欠損，四肢骨の変形・骨折，脊柱・胸郭の変形など ③眼病変：虹彩小結節（Lisch nodule），視神経膠腫など ④脳脊髄腫瘍：神経膠腫，脳神経および脊髄神経の神経線維腫，毛様細胞性星細胞腫など ⑤Unidentified bright object（UBO） ⑥消化管間質腫瘍 ⑦褐色細胞腫 ⑧悪性末梢神経鞘腫瘍 ⑨学習障害・注意欠陥多動症 ● 家系内に同症
小	27	フォン ヒッペル・リンドウ（von Hippel-Lindau）病	主症候	①von Hippel-Lindau 病の家族歴 ②中枢神経系（小脳，脊髄，脳幹）の血管芽腫 ③網膜血管腫 ④腎細胞癌 ⑤腎嚢胞（多発性） ⑥褐色細胞腫 ⑦精巣上体嚢胞 ⑧膵嚢胞（多発性） ⑨膵ラ氏島腫瘍 ⑩内リンパ管腺腫（側頭骨内）

検査所見	鑑別診断	遺伝子検査
	神経線維腫症 II 型 ● MRI または CT で両側聴神経腫瘍（前庭神経鞘腫）が見つかれば神経線維腫症 II 型と診断 ● 親・子ども・兄弟姉妹のいずれかが神経線維腫症 II 型のときには，本人に①片側性の聴神経腫瘍（前庭神経鞘腫），または②神経鞘腫・髄膜腫・神経膠腫・若年性白内障のうちいずれか 2 種類が存在すれば診断 造影 MRI，聴力検査，眼科的検査 ● 頭部造影 MRI では，前庭神経鞘腫・三叉神経鞘腫を始めとする各脳神経鞘腫，髄膜腫，脳室内髄膜腫や眼窩内腫瘍もみられる． ● 脊髄造影 MRI では，多発する脊髄神経鞘腫と髄内腫瘍（多くは上衣腫） ● 聴力検査としては，純音聴力検査，語音聴力検査，聴性脳幹反応検査 ● 眼科的には白内障検査と視力検査．若年性白内障 (posterior subcapsular lenticular cataract)	● *NF1* 遺伝子変異
①高血圧 ②多血症〔ヘモグロビン（Hb）値 16.0 g/dL 以上〕		● *VHL* 遺伝子変異

巻末資料

巻末資料：内分泌疾患の指定難病（成人）と小児慢性特定疾病

公示番号	疾患名	臨床所見	主要項目
	性腺疾患		
	性ホルモン過剰症		
	思春期早発症		
小 38	ゴナドトロピン非依存性思春期早発症	男	①9歳未満で精巣，陰茎，陰嚢などの明らかな発育 ②10歳未満で陰毛発生 ③11歳未満で腋毛，ひげの発生や声変わり
		女	①7歳6カ月未満で乳房発育 ②8歳未満で陰毛発生，または小陰唇色素沈着などの外陰部成熟，あるいは腋毛発生 ③10歳6カ月未満で初経
		副症候	①身長促進現象：身長が標準身長の2 SD以上．または年間成長速度が2年以上にわたって標準値の1.5 SD以上 ②骨成熟促進現象：骨年齢-暦年齢≧2歳6カ月．または暦年齢5歳未満は骨年齢/暦年齢≧1.6 ③骨年齢/身長年齢≧1.5
	アンドロゲン過剰症		
小 2	アンドロゲン過剰症（ゴナドトロピン依存性思春期早発症およびゴナドトロピン非依存性思春期早発症を除く）	女	●無月経，多毛，声の低下

検査所見	鑑別診断	遺伝子検査
●下垂体性ゴナドトロピン分泌亢進を認めず，性ステロイドホルモン分泌亢進（性ホルモンの測定は，血清中テストステロン/エストラジオールを感度の良いアッセイ系（可能であればGC/MS, LC/MS）で行う．通常の測定法では思春期前であれば測定感度以下であり，測定できる場合は上昇していると考える）が明らかに認められる	●上昇している性ホルモンの種類により異性性思春期早発症をきたすことがあるので注意	
●アンドロゲンの高値	アンドロゲン高値を示す疾患 ①卵巣性：多嚢胞性卵巣症候群（PCOS），卵巣腫瘍（ライディッヒ細胞腫，セルトリ細胞腫） ②妊娠に特異的な状態：胎児のアロマターゼ欠損症およびPOR欠損症による，女児の外性器の男性化と母体男性化，黄体腫 ③副腎性：副腎癌，非古典的副腎過形成，クッシング症候群 ④その他：甲状腺機能低下症，高プロラクチン血症，外因性薬（タンパク同化ホルモン，男性ホルモン）	●アロマターゼ欠損症は*CYP19A1*遺伝子異常 ●POR欠損症は*POR*遺伝子（P450 oxidoreductase）異常

巻末資料

巻末資料：内分泌疾患の指定難病（成人）と小児慢性特定疾病

	公示番号	疾患名	臨床所見	主要項目
小	63	多嚢胞性卵巣症候群	女	● 月経異常（無月経・稀発月経・無排卵周期症のいずれか）
	33	副腎皮質癌	男女	● アンドロゲン産生による女性の男性化現象（virilism）や糖質ステロイド分泌によるCushing症候群（肥満，無月経，皮膚線条，高血圧，糖尿など）が特徴的

検査所見	鑑別診断	遺伝子検査
①多嚢胞性卵巣（超音波断層検査で両側卵巣に多数の小卵胞がみられ，少なくとも一方の卵巣で 2〜9 mm の小卵胞が 10 個以上存在するもの） ②血中男性ホルモン高値または LH 基礎値高値かつ FSH 基礎値正常（排卵誘発薬や女性ホルモン薬を投与していない時期に，1 cm 以上の卵胞が存在しないことを確認の上で行う．月経または消退出血から 10 日目までの時期は高 LH の検出率が低いことに留意．男性ホルモン高値はテストステロン，遊離テストステロンまたはアンドロステンジオンのいずれかを用い，各測定系の正常範囲上限を超えるもの．LH 高値の判定は LH≧7 mIU/mL（正常女性の平均値＋1×標準偏差），かつ LH≧FSH とし，肥満者（BMI≧25）では LH≧FSH のみでも可）	●クッシング症候群 ●副腎酵素異常 ●体重減少性無月経の回復期など	
①画像診断：超音波検査，CT，MRI，^{131}I iodomethyl-12-norcholesterol (NP-59) シンチグラフィなど ②病理組織学的検査：好酸性の強い胞体を有する腫瘍細胞を認め，核は中ないし大型で異型性が強い ③血清コルチゾール高値（＞20 μg/dL），尿中遊離コルチゾール高値（＞150 μg/day），デキサメタゾン抑制試験陽性，ACTH 低値		●自然発症の副腎皮質癌の 1/3 に p53 遺伝子の変異が見られ，Li-Fraumeni 症候群に合併することが多い ●他に Beckwith-Wiedemann 症候群，MEN1 の合併

巻末資料

公示番号		疾患名	臨床所見	主要項目
		エストロゲン過剰症		
小	3	エストロゲン過剰症	男	● 女性化乳房
			女	● 思春期早発症と巨大乳房，不正性器出血
		性ホルモン欠乏症		
		男性ホルモン欠乏症		
小	20	精巣形成不全	男	①外性器・性腺の非定型的所見 　ⅰ）尿道下裂 　ⅱ）小陰茎 　ⅲ）停留精巣 　ⅳ）小精巣ないし精巣退縮 ②思春期徴候の遅延 　ⅰ）14歳以降で精巣容積＜3 mL 　ⅱ）15歳以降で陰毛なし 　ⅲ）16歳以降で腋毛なし，髭なし，変声なし
		女性ホルモン欠乏症		
小	21	卵巣形成不全	女	● 思春期徴候の遅延 　ⅰ）13歳以降で乳房発育なし 　ⅱ）14歳以降で陰毛なし，腋毛なし 　ⅲ）15歳以降で月経なし

検査所見	鑑別診断	遺伝子検査
● エストロゲンの高値	エストロゲン高値を示す疾患 ①生理的：新生児，思春期，老年期 ② ⅰ）エストロゲンあるいはエストロゲンレセプターアゴニストの投与，外因性のエストロゲン，テストステロンやタンパク同化ホルモンなどアロマ化される男性ホルモン，マリファナ，アルコール，ヘロイン，ジゴキシン，アミオダロン，オメプラゾール，ラニチジン ⅱ）末梢のアロマターゼ活性の増加：肥満，老化，家族性，遺伝性：アロマターゼ過剰症 ⅲ）エストロゲン産生腫瘍：副腎癌，精巣腫瘍（ライディッヒ細胞腫，セルトリ細胞腫，胚細胞腫） ⅳ）hCG産生腫瘍（胚細胞腫，肺，肝臓癌）	● アロマターゼ過剰症は *CYP19A1* 遺伝子異常
①血清ゴナドトロピン（LHないしFSH）高値 ⅰ）随時採血で高値 ⅱ）ゴナドトロピン遊離ホルモン（GnRH）負荷試験の負荷後採血で高値 ②血清テストステロン低値～基準範囲内 ⅰ）随時採血で低値～基準範囲内 ⅱ）（思春期前）ヒト絨毛性ゴナドトロピン（hCG）負荷試験の負荷後採血で低値～基準範囲内		
①血清ゴナドトロピン（LHないしFSH）高値 ⅰ）随時採血で高値 ⅱ）ゴナドトロピン遊離ホルモン（GnRH）負荷試験の負荷後採血で高値 ②血清エストラジオール低値～基準範囲内		

巻末資料

巻末資料：内分泌疾患の指定難病（成人）と小児慢性特定疾病

	公示番号	疾患名	臨床所見	主要項目
		性ホルモン欠乏症		
小	22	その他の高ゴナドトロピン性性腺機能低下症	男女	①性腺摘出後 ②小児がん経験者 　ⅰ）性腺への放射線照射の既往 　ⅱ）化学療法の既往 ③高ゴナドトロピン性性腺機能低下症を高頻度に合併する症候群 　ⅰ）Turner 症候群 　ⅱ）Klinefelter 症候群 　ⅲ）Down 症候群 　ⅳ）Noonan 症候群 　ⅴ）Prader-Willi 症候群 　ⅵ）Turner 症候群，Klinefelter 症候群以外の性染色体異常症 　ⅶ）その他（他の症候群に比して高ゴナドトロピン性性腺機能低下症の合併頻度は低いものの，報告はされている症候群）
		アンドロゲン抵抗症		
小	47	アンドロゲン不応症	男	①外性器異常：女性型（無月経）〜男性型（男性不妊）まで，種々の程度の男性化障害を呈する ②染色体は 46，XY で，精巣が存在するが，ミュラー管由来構造物（子宮）は存在しない
			参考所見	● 乳房発育がある
		性分化疾患		
小	53	卵精巣性性分化疾患	男女	● 同一個体内に卵巣組織と精巣組織が同側あるいは対側に存在する状態 ● 表現型は様々 ● 確定診断は性腺の組織所見にてなされる
	51	混合性性腺異形成症	男女	● 性腺は，一側は索状であるが，対側は陰嚢内精巣から索状の性腺内にわずかに精巣組織を認める例まで様々である ● 外性器は，正常女性に近い外観〜あいまいな外性器〜正常男性に近い外観まで様々である ● 陰嚢（または大陰唇）に左右差を認めることが多い ● 内性器は，索状性腺側ではミュラー管由来の卵管，子宮を，対側ではウォルフ管由来の精管などを認め，左右差があることが多い ● 低身長，翼状頸，外反肘などターナー症候群に類似した所見が認められることがある

検査所見	鑑別診断	遺伝子検査
①血清ゴナドトロピン（LH ないし FSH）高値 ⅰ）随時採血で高値 ⅱ）ゴナドトロピン遊離ホルモン（GnRH）負荷試験の負荷後採血で高値 ②血清テストステロンないしエストラジオール低値～基準範囲内 ⅰ）随時採血でテストステロンないしエストラジオールが低値～基準範囲内 ⅱ）（思春期前）ヒト絨毛性ゴナドトロピン（hCG）負荷試験の負荷後採血でテストステロンが低値～基準範囲内		
● 内分泌検査：LH・FSH 上昇，テストステロン正常～上昇，相対的 E2 増加		● アンドロゲン受容体（*AR*）遺伝子の異常
● 46, XX/46, XY の核型を持つ場合，hCG 負荷試験におけるテストステロンの反応と hMG 負荷試験におけるエストラジオールの反応が同時に認められる場合には，卵精巣性性分化疾患が示唆される	● 全てのあいまいな外性器を示す症例	● 核型は 46, XX が最も多いが，46, XY，46, XX/46, XY など様々
		● 核型は 45, X/46, XY のモザイクを有する例が半数以上を占める

巻末資料

巻末資料：内分泌疾患の指定難病（成人）と小児慢性特定疾病

	公示番号	疾患名	臨床所見	主要項目
小	49	5α-還元酵素欠損症	男	主要所見 ● 外性器異常：女性型（無月経）〜男性型（矮小陰茎）まで，種々の程度の男性化障害を呈する ● 精巣が存在するが，ミュラー管由来構造物（子宮）は存在しない
小	48	17β-ヒドロキシステロイド脱水素酵素欠損症	男	参考所見 ● 乳房発育はない ● 思春期に部分的に男性化する
小	50	その他の 46, XY 性分化疾患	男	● 外陰部の異常（女性化）：小陰茎，尿道下裂，二分陰嚢など 参考 ● 母体妊娠中の男性化
小	52	46, XX 性分化疾患	女	● 外陰部の異常（男性化）：陰核肥大，陰唇癒合など 参考 ①母体妊娠中の男性化 ②陰嚢内に性腺を触知
		消化管ホルモン産生腫瘍		
小	42	VIP 産生腫瘍	主症候	● 水溶性下痢，低 K 血症，無胃酸症など

検査所見	鑑別診断	遺伝子検査
・内分泌検査：LH・FSH上昇，テストステロン正常〜上昇，テストステロン/ジヒドロテストステロン比上昇（hCG負荷試験）		・染色体は46, XY
・内分泌検査：LH・FSH上昇，テストステロン低下，アンドロステンジオン上昇（hCG負荷試験）		・染色体は46, XY
・血清テストステロン低値	・5α-還元酵素欠損症 ・アンドロゲン不応症 ・17β-ヒドロキシステロイド脱水素酵素欠損症 ・先天性副腎過形成症（リポイド副腎過形成症，3β-ヒドロキシステロイド脱水素酵素欠損症，17α-水酸化酵素欠損症，P450酸化還元酵素欠損症）	・染色体検査で46, XY ・WT1, NR5A1（SF-1）, SRY, SOX9, DHH, ATRX, ARX, DMRT1, NR0B1（DAX1）, WNT4, LHGCR, DHCR7などいずれかの遺伝子の異常
・血清テストステロン低値	・先天性副腎過形成症（3β-ヒドロキシステロイド脱水素酵素欠損症，11β-水酸化酵素欠損症，21-水酸化酵素欠損症，P450酸化還元酵素欠損症）	・染色体検査で46, XX ・SRY, SOX9, WNT4, RSPO1などいずれかの遺伝子の異常
・血中VIP上昇（血中VIP＞200 pg/mLで疑い，＞500 pg/mLで確実）（保険未収載） ・鑑別診断に便のosmotic gapの測定が有用 ・MEN1合併の有無を診断するために補正血清Ca濃度測定とPTH測定が有用 ・局在診断にUS, CT, MRI, EUS検査が有用 ・ソマトスタチン受容体シンチグラフィが局在診断に有用（保険未承認）		

巻末資料

巻末資料：内分泌疾患の指定難病（成人）と小児慢性特定疾病

	公示番号	疾患名	臨床所見	主要項目
小	40	ガストリノーマ	主症候	● 高ガストリン血症と胃内 pH＜2 の酸性状態が同時に存在
	41	カルチノイド症候群	主症候	● 顔面紅潮，下痢など
	15	グルカゴノーマ	主症候	①体重減少 ②皮疹，または口内炎/舌炎 ③悪心・嘔気・嘔吐 ④腹痛 ⑤全身倦怠 ⑥口渇 ⑦食欲不振 ⑧腹部腫瘤

検査所見	鑑別診断	遺伝子検査
①空腹時の血清ガストリン濃度（血清 IRG）測定（正常値：＜150 pg/mL） ②胃酸分泌測定検査，または 24 時間胃内 pH モニター検査 胃酸過剰分泌の診断：pH<2 以下 holding time：＞90% • セクレチン負荷試験：前値に比べ 100-200 pg/mL の上昇（機能亢進性 G 細胞症でも陽性になることがあるので注意） • カルシウム負荷試験：前値に比し 20%以上の上昇（機能亢進性 G 細胞症でも陽性の場合あり） • 血清 Ca 濃度測定と血清 PTH 測定（ガストリノーマの約 20%は MEN1 を伴う）		
①血中セロトニン，尿中 5-HIAA 測定により診断 ②特に尿中 5-HIAA（24 時間蓄尿：正常＜10 mg/日）の測定が有用（尿中 5-HIAA の測定感度は 60-73%，特異度は 90-100%） • MEN1 の合併の有無を診断するために補正血清 Ca 濃度測定と PTH 測定が有用 • 局在診断のため，US，CT，MRI，EUS 検査が有用 • 血中クロモグラニン A 測定が有用であるが日本では未承認	• 食品，薬品による偽陽性を除外：ある種の食品（アボガド，バナナ，チョコレートなど）の摂取や薬品（アセトアミノフェン，アセトアニリド，カフェインなど）の服用によって尿中 5-HIAA が偽陽性になることがある	
①グルカゴン過剰分泌とそれに伴う低アミノ酸血症，正色素貧血，糖尿病/耐糖能低下 ②画像診断で膵腫瘍性病変 ③腫瘍によるグルカゴン産生 • 血漿グルカゴン測定と血中アミノ酸濃度測定が有用 • グルカゴノーマ症例のグルカゴン血中濃度は 500 pg/mL を超えることが多い • 原発腫瘍は膵に局在することが多い • 局在診断には US，CT，MRI，EUS 検査が有用		

巻末資料

巻末資料：内分泌疾患の指定難病（成人）と小児慢性特定疾病

	公示番号	疾患名	臨床所見	主要項目
小	17	インスリノーマ	主症候	①低血糖症状が認められる ②高インスリン血症または血糖値によらないインスリンの自律性の不適合分泌が認められる ③膵（稀に膵外）腫瘍が確認される
小	18	先天性高インスリン血症	主症候	①新生児期〜小児期に発症し，長期にわたり持続性・反復性の低血糖症状を示す ②高インスリン性低血糖症の診断基準を満たす ③膵腫瘍を認めない ④外因性インスリン投与など他の明らかな低血糖の原因を認めない
小	19	その他の高インスリン血性低血糖症	主症候	①長期にわたり持続性・反復性の低血糖症状を示す ②高インスリン性低血糖症の診断基準を満たす ③外因性インスリン投与など他の明らかな低血糖の原因を認めない ④インスリノーマ，先天性高インスリン血症の診断基準を満たさない

検査所見	鑑別診断	遺伝子検査
● 絶食試験，低血糖時グルカゴン試験により疑われ，画像診断により確認 ● 血糖＜45 mg/dL の際の IRI＞6 μU/mL，グルカゴン負荷による血糖上昇＞25 mg/dL が基準 ● 空腹時血糖（BS；mg/dL）と血中インスリン濃度（IRI；μU/mL）から算出．Fajans：IRI/BS＞0.3，Grunt：BS/IRI＜2.5，Turner：［(IRI×100)/(BS−30)］＞200 などの指標が参考 ● プロインスリンは正常では 20％以下であるが，インスリノーマでは IRI が高値を示さずに特異的にプロインスリンの比率が高い症例もある ● 通常 C-ペプチドは 0.6 ng/mL 以上 ● 局在診断には US，CT，MRI，EUS 検査が有用 ● 画像検査で局在が確定診断できない場合に，セクレチンまたは Ca 溶液を用いる SASI（ASVS）テストが有用 ● MEN1 の合併の有無を診断するために，補正血清 Ca 濃度測定と PTH 測定が有用		
高インスリン性低血糖症の診断基準 ● 低血糖時における検査（critical sample）： インスリン＞2-5 μIU/mL，遊離脂肪酸＜1.5 mmol/L，βヒドロキシ酪酸＜2.0 mmol/L ● 血糖を正常に保つブドウ糖静注量：＞6-8 mg/kg/min ● 空腹時グルカゴン負荷による血糖上昇：＞25 mg/dL（参考）	● インスリン自己抗体症候群 ● 胃食道逆流術後 ● 胃バイパス術後や経管栄養中に発症する慢性反復性ダンピング症候群 ● 成人に好発する非インスリノーマ性膵由来低血糖症候群の小児期発症例など	● KCNJ11，ABCC8，GLUD1，GCK，UCP2，HADH，SLC16A1，HNF4A，HNF1A，インスリン受容体（IR）などの遺伝子変異

巻末資料

巻末資料：内分泌疾患の指定難病（成人）と小児慢性特定疾病

	公示番号	疾患名	臨床所見	主要項目
		消化管ホルモン産生腫瘍		
小	39	脂肪異栄養症（脂肪萎縮症）	主症候	大基準 ● 体幹，四肢，顔面に及ぶ脂肪萎縮 ● 先端巨大症様の特徴：過成長，筋肥大，骨年齢の進行，上顎前突，著明な眼窩上隆起，手足の肥大，陰核肥大，男子外陰部の肥大 ● 肝腫大：初期には脂肪肝，末期には肝硬変 ● 臨床的に明らかな糖尿病は10歳以降に起こり，早期から外陰部，頸部，腋下に黒色表皮腫を伴い，時に疣贅様 小基準 ● 肥大型心筋症 ● 発達遅滞または軽度（IQ 50-70）から中等度の（IQ 35-50）知能低下 ● 多毛：前頭，後頭の毛髪線低位をきたし，ホルモン状態と関連しない ● 女児の思春期早発 ● 骨嚢胞：主としてAGPAT2変異をもつ患者に発症する ● 静脈怒張：皮下脂肪がないために上下肢に顕著
		内分泌疾患を伴う症候群		
	88	ターナー（Turner）症候群	主症候	● 成長障害，性腺異形成・性腺腫瘍，骨格異常（外反肘，中手骨・中足骨短縮，高口蓋，短頸，小顎症），中耳炎，リンパ浮腫，過剰皮膚，変形爪，翼状頸，毛髪線低下，眼瞼下垂，大動脈縮窄，馬蹄腎，色素性母斑，知能障害，流産
小	89	ヌーナン（Noonan）症候群	主症候	● 顔貌異常，肺動脈狭窄，低身長，漏斗胸，家族歴，精神遅滞，停留精巣，リンパ管形成異常
	90	バルデー・ビードル（Bardet-Biedl）症候群	主症候	● 肥満，知能障害，網膜色素変性症，慢性腎障害，性腺機能低下症，多指症・合指症
	91	プラダー・ウィリ（Prader-Willi）症候群	主症候	● 哺乳障害を伴う筋緊張低下，発達遅延，過食・中心性肥満，知的障害（軽度精神遅滞），行動異常（易怒性，強迫症状）
	92	マッキューン・オルブライト（McCune-Albright）症候群	主症候	三主徴 ①皮膚カフェオレ斑 ②線維性骨異形成症 ③ゴナドトロピン非依存性思春期早発症 ● 他の内分泌系ホルモン産生過剰症（下垂体成長ホルモン，副腎糖質コルチコイド，副甲状腺ホルモン，甲状腺ホルモン過剰症など）を認める

検査所見	鑑別診断	遺伝子検査
大基準 ● 血中中性脂肪の増加：8000 mg/dL に及ぶこともあり，ときに高コレステロール血症を伴う ● インスリン抵抗性：血中インスリン，Ｃペプチドの増加は乳児期から起こることもある．		● *AGPAT2*（1-acyl-sn-glycerol-3-phosphate O-acyltransferase 2）遺伝子 ● セイピン（*BSCL2*）遺伝子 ● カベオリン 1（*CAV1*）遺伝子 ● *PTRF*（Polymerase I and transcript release factor）遺伝子
		● X 染色体短腕遠位部を含むモノソミー
● 心電図異常		● *PTPN11* などの RAS/MAPK シグナル伝達経路のヌーナン症候群責任遺伝子群（遺伝子変異の検出率は，既知の 9 個の遺伝子すべてを調べても約 60%）
● 性線機能低下症		● *BBS1-BBS15*（常染色体劣性遺伝）
● 視床下部性性腺機能低下		● 第 15 染色体近位部のインプリンティング領域における PWS-IC の過剰メチル化
● 骨レントゲン単純撮影，放射性テクネシウムによる骨シンチグラム		● Gsα をコードする遺伝子（*GNAS* 遺伝子）に活性型変異

巻末資料

●内分泌学に関する主な原著論文（責任著者分のみ）

1) Tagami T, Tsuiki M, Nakao K, Nakatani R, Kakita M, Ueda Y, Matsuo N, Usui T, Naruse M, Shimatsu A. Specific symptoms of thyrotoxicosis in Japanese patients: a reevaluation of classical symptoms in modern thyroid function tests. J Gen Fam Med. 2016; 17: 225-31.
2) Ueda Y, Tagami T, Tamanaha T, Kakita M, Tanase-Nakao K, Nanba K, Usui T, Naruse M, Shimatsu A. A family of RTHβ with p. R316C mutation presenting occasional syndrome of inappropriate secretion of TSH. Endocr J. 2015; 2015: 62: 251-60.
3) Kawashima ST, Tagami T, Nakao K, Nanba K, Tamanaha T, Usui T, Naruse M, Minamiguchi S, Mori Y, Tsuji J, Tanaka I, Shimatsu A. Serum levels of IgG and IgG4 in Hashimoto thyroiditis. Endocrine. 2014; 45: 236-43.
4) Tagami T, Yambe Y, Tanaka T, Tanaka T, Ogo A, Yoshizumi H, Kaise K, Higashi K, Tanabe M, Shimazu S, Usui T, Shimatsu A, Naruse M; BBGD Study Group. Short-term effects of β-adrenergic antagonists and methimazole in new-onset thyrotoxicosis caused by Graves' disease. Intern Med. 2012; 51: 2285-90.(cited by 2016 American Thyroid Association Guidelines for Diagnosis and Management of Hyperthyroidism and Other Causes of Thyrotoxicosis and UpToDate®)
5) Tagami T, Kimura H, Ohtani S, Tanaka T, Tanaka T, Hata S, Saito M, Miyazaki Y, Araki R, Tanaka M, Yonezawa K, Sawamura M, Ise T, Ogo A, Shimbo T, Shimatsu A, Naruse M; PHPH study group. Multi-center study on the prevalence of hypothyroidism in patients with hypercholesterolemia. Endocr J. 2011; 58: 449-57.(cited by Front Endocrinol [REVIEW ARTICLE], 2018)
6) Tagami T, Usui T, Shimatsu A, Beniko M, Yamamoto H, Moriyama K, Naruse M. Aberrant expression of thyroid hormone receptor beta isoform may cause inappropriate secretion of TSH in a TSH-secreting pituitary adenoma. J Clin Endocrinol Metab. 2011; 96: E948-952.(cited by Werner & Ingbar's The Thyroid: A Fundamental and Clinical Text and Endotext)
7) Tagami T, Yamamoto H, Moriyama K, Sawai K, Usui T, Shimatsu A, Naruse M. Identification of a novel human thyroid hormone receptor beta isoform as a transcriptional modulator. Biochem Biophys Res Commun. 2010; 396: 983-8.(cited by Werner & Ingbar's The Thyroid: A Fundamental and Clinical Text and Endotext)
8) Tagami T, Tamanaha T, Shimazu S, Honda K, Nanba K, Nomura H, Yoriko SU, Usui T, Shimatsu A, Naruse M. Lipid profiles in the untreated patients with Hashimoto thyroiditis and the effects of thyroxine treatment on subclinical hypothyroidism with Hashimoto thyroiditis. Endocr J. 2010; 57: 253-8.
9) Tagami T, Yamamoto H, Moriyama K, Sawai K, Usui T, Shimatsu A, Naruse M. The retinoid X receptor binding to the thyroid hormone receptor: relationship with cofactor binding and transcriptional activity. J Mol Endocrinol. 2009; 42: 415-28.
10) Tagami T, Yamamoto H, Moriyama K, Sawai K, Usui T, Shimatsu A, Naruse M. A selective peroxisome proliferator-activated receptor-gamma modulator, telmisartan, binds to the receptor in a different fashion from thiazolidinediones. Endocrinology. 2009; 150: 862-70.
11) Tagami T, Usui T, Shimatsu A, Naruse M. Toxic thyroid adenoma presenting as hypokalemic periodic paralysis. Endocr J. 2007; 54: 797-803.
12) Tagami T, Hagiwara H, Kimura T, Usui T, Shimatsu A, Naruse M. The incidence of gestational hyperthyroidism and postpartum thyroiditis in treated patients with Graves' disease. Thyroid. 17: 767-72.(cited by Werner & Ingbar's The Thyroid: A Fundamental and Clinical Text, Endotext, 2017 Guidelines of the American Thyroid Association for the Diagnosis and Management of Thyroid Disease during Pregnancy and the Postpartum, 2016 American Thyroid Association Guidelines for Diagnosis and Management of Hyperthyroidism and Other Causes of Thyrotoxicosis and Endocr Rev 2010)
13) Moriyama K, Tagami T, Usui T, Naruse M, Nambu T, Hataya Y, Kanamoto N, Li YS, Yasoda A, Arai H, Nakao K. Antithyroid drugs inhibit thyroid hormone receptor-mediated transcription. J Clin Endocrinol Metab. 2007; 92: 1066-72.
14) Tagami T, Satoh N, Usui T, Yamada K, Shimatsu A, Kuzuya H. Adiponectin in anorexia nervosa

and bulimia nervosa. J Clin Endocrinol Metab. 2004; 89: 1833-37.(cited by The Lancet Diabetes Endocrinol. 2014 and Endocr Rev 2018)
15) Moriyama K, Tagami T, Akamizu T, Usui T, Saijo M, Kanamoto N, Hataya Y, Shimatsu A, Kuzuya H, Nakao K. Thyroid hormone action is disrupted by bisphenol A as an antagonist. J Clin Endocrinol Metab. 2002; 87: 5185-90.(cited by Werner & Ingbar's The Thyroid: A Fundamental and Clinical Text, Endocr Rev 2009, 2012, 2015 and 2017)
16) Tagami T, Park Y, Jameson JL. Mechanisms that mediate negative regulation of the thyroid-stimulating hormone alpha gene by the thyroid hormone receptor. J Biol Chem. 1999; 274: 22345-53.(cited by Werner & Ingbar's The Thyroid: A Fundamental and Clinical Text)
17) Tagami T, Lutz WH, Kumar R, Jameson JL. The interaction of the vitamin D receptor with nuclear receptor corepressors and coactivators. Biochem Biophys Res Commun. 1998; 253: 358-63.(cited by Endocr Rev 1999, 2005 and 2008)
18) Tagami T, Gu WX, Peairs PT, West BL, Jameson JL. A novel natural mutation in the thyroid hormone receptor defines a dual functional domain that exchanges nuclear receptor corepressors and coactivators. Mol Endocrinol. 1998; 12: 1888-902.(cited by Werner & Ingbar's The Thyroid: A Fundamental and Clinical Text and Endotext)
19) Tagami T, Kopp P, Johnson W, Arseven OK, Jameson JL. The thyroid hormone receptor variant alpha2 is a weak antagonist because it is deficient in interactions with nuclear receptor corepressors. Endocrinology. 1998; 139: 2535-44.(cited by Endotext and Endocr Rev 2014)
20) Tagami T, Jameson JL. Nuclear corepressors enhance the dominant negative activity of mutant receptors that cause resistance to thyroid hormone. Endocrinology. 1998; 139: 640-50.(cited by Endocr Rev 2010)
21) Tagami T, Madison LD, Nagaya T, Jameson JL. Nuclear receptor corepressors activate rather than suppress basal transcription of genes that are negatively regulated by thyroid hormone. Mol Cell Biol. 1997; 17: 2642-8.(cited by Williams Textbook of Endocrinology, 13e, Endotext and Endocr Rev 1999)
22) Tagami T, Nakamura H, Sasaki S, Miyoshi Y, Nakao K. Dimerization properties of mutant thyroid hormone beta-receptors with auxiliary proteins. J Endocrinol. 154: 523-33.
23) Tagami T, Tanaka K, Sugawa H, Nakamura H, Miyoshi Y, Mori T, Nakao K. High-dose intravenous steroid pulse therapy in thyroid-associated ophthalmopathy. Endocr J. 1996; 43: 689-99.(cited by Endocr Rev 2000)
24) Tagami T, Nakamura H, Sasaki S, Miyoshi Y, Nakao K. Starvation-induced decrease in the maximal binding capacity for triiodothyronine of the thyroid hormone receptor due to a decrease on the receptor protein. Metabolism. 1996; 45: 970-3.(cited by Endotext)
25) Tagami T, Nakamura H, Sasaki S, Miyoshi Y, Imura H. Estimation of the protein content of thyroid hormone receptor alpha 1 and beta 1 in rat tissues by western blotting. Endocrinology. 1993; 132: 275-9.
26) Tagami T, Nakamura H, Sasaki S, Mori T, Yoshioka H, Yoshida H, Imura H. Immunohistochemical localization of nuclear 3,5,3'-triiodothyronine receptor proteins in rat tissues studied with antiserum against C-ERB A/T3 receptor. Endocrinology. 1993; 127: 1727-34.
27) Tagami T, Nakamura H, Sasaki S, Imura H. Characterization of interaction between nuclear T3 receptors and antiserum against cellular-erb A peptide. Endocrinology. 1990; 126: 1105-11.

あとがき

　本書を手に取っていただき，ありがとうございました．内分泌疾患は範囲が広いので，まとまりのないものになりそうでしたが，①保険診療で測定可能なホルモンを基軸にすること，②ホルモン異常症を「過剰症」，「欠乏症」，「抵抗症」の３つにわけて考えること，③厚労省の指定難病や小児慢性特定疾病において策定されている診断基準と検査項目を参考にすることで，実地医療に即した内容になるよう心がけて執筆しました．①と③に関しては，今後も変遷していくと思われますので，また機会がありましたら改訂していきたいと思います．また，不備や誤記がありましたら，編集部までご連絡いただければ幸いに存じます．

　最後になりましたが，本書の企画をくださり，成稿を辛抱強く待っていただき，さらに，上梓にまでもって行っていただきました中外医学社　企画・雑誌担当の小川孝志氏に深謝いたします．

田上哲也

索　引

■あ行

悪性腫瘍に伴う高 Ca 血症	113
アミオダロン	60
アルドステロン産生腺腫	126
アロマターゼ過剰症	146
アロマターゼ欠損症	145
アンドロゲン受容体	147
萎縮性甲状腺炎	86
インシデンタローマ	14
インターフェロン	60
エコー下穿刺吸引細胞診	56
エボカルセト	112
エラストグラフィ	56
エルデカルシトール	119
オクトレオチド	34

■か行

カウフマン療法	40
下垂体性巨人症	33
下垂体腺腫	27
家族性異常アルブミン性高サイロキシン血症	103
家族性低 Ca 尿性高 Ca 血症	111
褐色細胞腫	124
合併症	2
カプトプリル負荷試験	127
カベルゴリン	34
カルシトニン	50
甘草	130
偽性偽性副甲状腺機能低下症	117
偽性副甲状腺機能低下症	115
機能確認検査	11
禁煙	77

グリチルリチン	130
クリーピング現象	83
グルココルチコイド受容体	141
くる病	119
クロミフェン療法	40
経皮的エタノール注入療法	80
限局性粘液水腫	66
原発性大結節性過形成	132
原発性副甲状腺機能亢進症	110
抗 Tg 抗体	51
抗甲状腺ペルオキシダーゼ抗体	51
甲状腺刺激抗体	51
甲状腺刺激ホルモン分泌ホルモン	47
甲状腺髄様癌	106
甲状腺中毒性周期性四肢麻痺	63
甲状腺中毒性ミオパチー	63
甲状腺ホルモン不応症	53, 102
後天性	24
後天性全身性脂肪萎縮症	148
抗利尿ホルモン不適切分泌症候群	43
骨髄脂肪腫	124
骨粗鬆症	120
骨軟化症	119
ゴナドトロピン産生腫瘍	35
ゴナドトロピン単独欠損症	40

■さ行

サイロキシン結合グロブリン	54
サイログロブリン	50
作為的甲状腺中毒症	64
詐病性甲状腺中毒症	64
サブクリニカル Cushing 症候群	124
自己免疫性多内分泌腺症候群	69
指定難病	14

シナカルセト	111, 113
出産後甲状腺炎	81
腫瘍シンチグラフィ	58
小児慢性特定疾病	14
自律性機能性甲状腺結節	62
腎性尿崩症	46
膵・消化管神経内分泌腫瘍	148
スニチニブ	60
生活習慣病	2
成人成長ホルモン分泌不全	38
生理食塩水負荷試験	127
セレスタミン®	136
線維芽細胞増殖因子 23	122
潜在性原発性甲状腺機能低下症	85
潜在性甲状腺機能低下症	88
先端巨大症	33
先天性	24
先天性全身性脂肪萎縮症	148
続発症	2
組織弾性映像法	56
ゾレドロン酸	120

■ た行

脱ヨウ素酵素	47
多発性内分泌腫瘍 1 型	107
チアマゾール	71
中枢性塩喪失症候群	44
中枢性甲状腺機能低下症	88
中枢性尿崩症	45
中毒性多結節性甲状腺腫	62
低 T3 症候群	52
低分化癌	105
デノスマブ	114, 120
頭蓋咽頭腫	27
糖質コルチコイド反応性アルドステロン症	126
特発性アルドステロン症	126
特発性粘液水腫	86
特発性副甲状腺機能低下症	115
トリロスタン	132

■ な行

内分泌疾患の徴候	8
二次性副甲状腺機能亢進症	112
日内変動	11
乳頭癌	105
粘液水腫性昏睡	85, 89, 94

■ は行

胚腫	27
パークロレイト	57
橋本脳症	95
汎下垂体機能低下症	36
非機能性下垂体腺腫	46
非機能性副腎腺腫	124
ビスホスホネート	111
ビタミン D 受容体	121
フォン ヒッペル・リンドウ病	107, 142
負荷試験	11
副甲状腺腫	110
副腎偶発腫	124
副腎静脈採血	126
副腎転移癌	124
副腎皮質癌	124
不適切 TSH 分泌症候群	53
フロセミド立位負荷試験	127
プロピオチオウラシル	71
ブロモクリプチン	34
プロラクチノーマ	31
ペグビソマント	34
保険収載	19
補充療法	24
補正（血清）Ca	109, 111
ホメオスターシス	48
ホルムストローム療法	40

ま行

ミトタン	132
ミネラルコルチコイド受容体	141
未分化癌	105
無顆粒球症	75
メチラポン	132
メチロシン	143
免疫関連副作用	36
免疫チェックポイント阻害薬	36, 60, 136

や行

遊離T4インデックス	54

ら行

ライフステージ	6
ラブフィリン3A	28
ランレオチド	34
リコンビナントヒトTSH	59
梨状窩瘻	84
リバースT3	53
リポイド過形成症	138
両側性大結節性過形成	132
リンパ球性下垂体前葉炎	46
リンパ球性汎下垂体炎	46
リンパ球性漏斗下垂体後葉炎	46
レックリングハウゼン病	108
ロダンカリ	57
濾胞癌	105

A

α型甲状腺ホルモン不応症	105
adrenal venous sampling（AVS）	126
AFTN	62
AGHD	38
AHO	117
AIMAH（ACTH非依存性大結節性過形成）	132
Albright骨異栄養症	117
aldosterone producing adenoma（APA）	126
AME症候群	130
ANCA関連血管炎	75
AR	147
autoimmune polyendocrinopathy-candidiasis-ectodermal syndrome（APECED）	135
autoimmune polyglandular syndrome（APS）	69

B・C

Berardinelli-Seip症候群	148
BMAH	132
Carpenter症候群	135
CAS	67
CaSR	111
Ca感知受容体	111
Chvostek徴候	117
CSW	44
Ct	50
Cushing徴候	131
Cushing病	32
CVD	143
CYP27B1	121

D・E・F

Dalrymple徴候	67
Ellsworth-Howard試験	118
EMO症候群	68
euthyroid Graves病	68
euthyroid sick syndrome	52
factitious thyrotoxicosis	64
FDH	103
FHH	111

fibroblast growth factor 23 (FGF23)		122	*MR*	141
FSH療法		40	Na-Iシンポーター（NIS）	56
FTI		54	NET	148
			nonTR-RTH	100

■ G・H

■ P・R

GH単独欠損症	38
glucocorticoid suppressive hyperaldosteronism（GSH）	126
GR	141
Gräfe徴候	67
Hardy手術	46
Hashitoxicosis	51, 69
hCG-hMG療法	41
hCGβ	28
HLA-Bw35	83
hypothyroid Graves病	68

P450オキシドレダクターゼ欠損症	139
PEIT	80
Pit1欠損症	26
PLAP	28
PMAH	132
primary hyperparathyroidism（PHPT）	110
PRL単独欠損症	37
PROP1欠損症	26
PTU	71
Rathke囊（胞）	26, 27
rhTSH	59
rT3	53
RTHα	105
RTHβ	53, 102

■ I・K・L

■ S

idiopathic hyperaldosteronism（IHA）	126
IgG4	28
IgG4関連漏斗下垂体炎	46
IHP	115
irAE	36
IYD	47
Kallmann症候群	40
Lawrence症候群	148
Liddle症候群	131
low T3 syndrome	52

Schmidt症候群	88, 93
SDHB	142
SDHC	142
SDHD	142
secondary hyperparathyroidism（SHPT）	112
Sheehan症候群	36
SIADH	43
SITSH	53
Stellwag徴候	67
STIR法	67
subclinical hypothyroidism	88

■ M・N

■ T・V

malignancy-associated hypercalcemia（MAH）	113
Marinclli-Quimbyの式	58
MEN1	107
Merseburgの3徴	66
MMI	71
Möbius徴候	67

T3 toxicosis	52

Tg	50
TgAb	51
thyroxin-binding globulin（TBG）	54
TMNG	62
TPOAb	51
TRAb	51
TRH	47
Trousseau 徴候	117
TSAb	51
TSH	47
TSHoma	34
TSH 結合阻害抗体	51
TSH 単独欠損症	39
VDR	121
von Hippel-Lindau 病（VHL）	108, 142
von Recklinghausen 病	108, 142

Wolff-Chaikoff 効果	72

■ 数字

3β-ヒドロキシステロイドデヒドロゲナーゼ（3β-HSD）欠損症	138
5H	142
5α-還元酵素欠損症	147
11β-水酸化酵素欠損症	138
17α-水酸化酵素欠損症	138
17β-ヒドロキシステロイド脱水素酵素欠損症	147
18-ヒドロキシラーゼ欠損症	139
^{18}F-FDG-PET	58
21 水酸化酵素欠損症	138
25 水酸化ビタミン D-1α 水酸化酵素	121
^{131}I-MIBG シンチグラフィ	59

著者略歴

田上 哲也(たがみ てつや)

1984年	京都大学医学部附属病院　内科　研修医
1985年	静岡市立静岡病院　内科
1988年	京都大学医学部　内科学第二講座
1993年	文部省　日本学術振興会　特別研究員
1994年	京都大学医学部　内科学第二講座　文部教官助手（-1998）
1995年	米国ノースウェスタン大学　客員研究員
1998年	国立京都病院　診療部　内科医長（-2012）・臨床研究センター　内分泌研究部　室長（併任）―現在に至る―
2007年	（独）国立病院機構　京都医療センター　統括診療部　内分泌・代謝内科　診療科長（併任）―現在に至る―
2012年	（同）診療部長（病棟管理担当：-2014）
2014年	（同）診療部長（健診担当：健診センター長）―現在に至る―

主な併任

1999年	京都府社会保険支払基金診療報酬請求書審査委員　―現在に至る―
2000年	京都大学医学部（講師）―現在に至る―
2003年	京都大学医学部（臨床助教授）（-2005）
2005年	京都大学医学部（臨床教授）―現在に至る―

主な資格

- 医学博士（京都大学）
- 日本医師会（医師の臨床研修に係る指導医）
- 日本内科学会（認定内科医・総合内科専門医・内科指導医・難病指定医）
- 日本内分泌学会〔内分泌代謝科（内科）専門医・指導医，教育責任者〕
- 日本甲状腺学会（専門医）

主な受賞

1998年	米国内分泌学会 Thyroid Research Fellowship Award
1999年	米国内分泌学会 Young Investigator Award
2003年	日本甲状腺学会　七條賞
2008，2010年	成長発達研究賞 2008，2010

学会活動等

- 日本内科学会（近畿支部評議員）
- 日本内分泌学会（評議員，近畿支部幹事，Editor of Endocrine Journal）
- 日本甲状腺学会（理事，評議員，診療ガイドライン作成委員，学会雑誌編集委員）
- 日本糖尿病学会
- 北米内分泌学会（The Endocrine Society）

主な著書

(単著)
- 「甲状腺疾患の診かた,考えかた」中外医学社,2012
- 「甲状腺・副甲状腺疾患診療ポケットブック」中外医学社,2014
- 「甲状腺疾患のクリニカルクエスチョン-レジデントの疑問に答えます」中外医学社,2015

(編集)
- 「甲状腺疾患診療マニュアル」診断と治療社,2009
- 「甲状腺疾患診療マニュアル改訂第2版」診断と治療社,2014
- 「内分泌・代謝ゴールデンハンドブック」南江堂,2015

(企画)
- 「medicina 2016年12月号 特集 内分泌疾患を診きわめる」医学書院,2016

(編集協力)
- 「内分泌画像検査・診断マニュアル」診断と治療社,2011
- 「内分泌代謝専門医ガイドブック改訂第3版」診断と治療社,2012
- 「内分泌代謝専門医ガイドブック改訂第4版」診断と治療社,2016
- 「内分泌代謝疾患クリニカルクエスチョン100」診断と治療社,2014
- 「内分泌代謝専門医のセルフスタディ230」診断と治療社,2015

(編集委員)
- 「日本甲状腺学会(編)甲状腺専門医ガイドブック」診断と治療社,2016
- 「日本甲状腺学会(編)甲状腺専門医ガイドブック改訂第2版」診断と治療社,2018

(分担査読)
- 「内分泌代謝科専門医研修ガイドブック」診断と治療社,2018

(オンライン書籍)
- 今日の臨床サポート「甲状腺機能低下症」Elsevier Japan KK,2016-

内分泌疾患の診かた,考えかた　©

| 発　　行 | 2019年5月15日　　　1版1刷 |

著　者　田　上　哲　也

発 行 者　株式会社　中外医学社
　　　　　代表取締役　青　木　　滋

　　　　〒162-0805　東京都新宿区矢来町62
　　　　　　電　話　03-3268-2701（代）
　　　　　　振替口座　00190-1-98814番

印刷・製本/三報社印刷（株）　　〈KH・YI〉
ISBN 978-4-498-12382-3　　　　Printed in Japan

JCOPY ＜(社)出版者著作権管理機構 委託出版物＞

本書の無断複製は著作権法上での例外を除き禁じられています．複製される場合は，そのつど事前に，(社)出版者著作権管理機構（電話 03-5244-5088, FAX 03-5244-5089, e-mail: info@jcopy.or.jp）の許諾を得てください．